PUBLICATIONS DU *PROGRÈS MÉDICAL*

MANUEL PRATIQUE
DE LA
GARDE-MALADE
ET DE
L'INFIRMIÈRE

PUBLIÉ PAR LE

Dr BOURNEVILLE

Rédacteur en chef du *Progrès Médical*, Médecin de Bicêtre
Directeur des Écoles municipales d'infirmières, Député de la Seine, etc.

AVEC LA COLLABORATION DE

MM. BLONDEAU, DE BOYER, ED. BRISSAUD, BUDIN, H. DURET, P. KERAVAL, G. MAUNOURY, MONOD, POIRIER, CH.-H. PETIT-VENDOL, PINON, P. REGNARD, SEVESTRE, SOLLIER & P. YVON.

TOME IV

FEMMES EN COUCHES. — SOINS AUX ALIÉNÉS. — MÉDICAMENTS.
PETIT DICTIONNAIRE.

4e ÉDITION REVUE ET AUGMENTÉE
(avec figures dans le texte.)

PARIS
AUX BUREAUX DU *PROGRÈS MÉDICAL*
14, RUE DES CARMES, 14

1889

POUGUES-St-LÉGER

Pougues-les-Eaux est une station de chemin de fer de Paris à Lyon, ligne du Bourbonnais, à 5 heures de Paris par le rapide et à 9 heures de Lyon.

C'est un charmant village, tout caché sous de riants ombrages; le climat y est doux et tempéré et la vie y est calme et facile.

Bureau de poste et de télégraphe. — A chaque train, la voiture du **Splendid-Hôtel** attend les voyageurs qui, 6 minutes après, arrivent à ce superbe établissement.

A Pougues, la saison des Eaux dure [illegible]ellement du 15 mai au 15 septembre. Les malades qui sont envoyés à l'Etablissement Thermal peuvent suivre le traitement sous tous ses modes. Eau bue à la source même, bains d'eau minérale douches, massage, hydrothérapie complète. Un parc immense entoure l'établissement, et les bienfaisantes promenades que peuvent faire les baigneurs dans ses détours ombreux sont des éléments importants de guérison rapide. — Casino. — Théâtres. — Concerts, etc.

Les **Eaux de Pougues, de la Source Saint-Léger**, ne sont pas seulement précieuses pour le traitement de toutes les voies digestives, mais elles jouissent encore d'une légitime réputation comme toniques et reconstituantes : pour les convalescents, c'est l'eau de régime tout indiquée : les sommités médicales la recommandent, d'ailleurs, très expressément.

Voici ce qu'en dit VINTRAS :

« **Les Eaux de Pougues Saint-Léger** par les sels de chaux et de fer « qu'elles contiennent, *agissent merveilleusement* dans *la « reconstitution de l'organisme*, dans les cas de chlorose et d'anémie « ainsi que contre les symptômes leucorrhéiques et dysménor- « rhéiques, qui accompagnent si souvent ces affections. » (*Medical Guide to the mineral Waters of France*. — Londres, 1884, p. 97.)

Citons aussi E. BOUCHUT :

« Dans la pratique, un des avantages de l'**Eau de Pougues** pour « les malades, c'est qu'elle n'est pas irritante et nuisible comme « l'eau de Vichy et que l'on est sûr, en la conseillant, de ne pas « aggraver le mal. Elle a une action certaine, que ne donne pas « l'usage des autres eaux alcalinisées, et l'emploi comparatif « que j'en ai fait m'autorise à lui donner la préférence. » (*Paris-Médical* du 16 février 1885.)

Pour tous les renseignements, commandes, etc... S'adresser au siège de la **Compagnie des Eaux minérales de Pougues**, *à Paris, 22, Chaussée-d'Antin.*

MANUEL PRATIQUE

DE LA

GARDE-MALADE

ET DE

L'INFIRMIÈRE

POUGUES-St-LÉGER

Pougues-les-Eaux est une station de chemin de fer de Paris à Lyon, ligne du Bourbonnais, à 5 heures de Paris par le rapide et à 9 heures de Lyon.

C'est un charmant village, tout caché sous de riants ombrages; le climat y est doux et tempéré et la vie y est calme et facile.

Bureau de poste et de télégraphe. — A chaque train, la voiture du **Splendid-Hôtel** attend les voyageurs qui, 6 minutes après, arrivent à ce superbe établissement.

A Pougues, la saison des Eaux dure réellement du 15 mai au 15 septembre. Les malades qui sont envoyés à l'Etablissement Thermal peuvent suivre le traitement sous tous ses modes. Eau bue à la source même, bains d'eau minérale douches, massage, hydrothérapie complète. Un parc immense entoure l'établissement, et les bienfaisantes promenades que peuvent faire les baigneurs dans ses détours ombreux sont des éléments importants de guérison rapide. — Casino. — Théâtres. — Concerts, etc.

Les Eaux de Pougues, de la Source Saint-Léger, ne sont pas seulement précieuses pour le traitement de toutes les voies digestives, mais elles jouissent encore d'une légitime réputation comme toniques et reconstituantes; pour les convalescents, c'est l'eau de régime tout indiquée: les sommités médicales la recommandent, d'ailleurs, très expressément.

Voici ce qu'en dit VINTRAS :

« **Les Eaux de Pougues Saint-Léger** par les sels de chaux et de fer « qu'elles contiennent, *agissent merveilleusement* dans *la « reconstitution de l'organisme*, dans les cas de chlorose et d'anémie « ainsi que contre les symptômes leucorrhéiques et dysménor- « rhéiques, qui accompagnent si souvent ces affections. » (*Medical Guide to the mineral Waters of France.* — Londres, 1883, p. 97.)

Citons aussi E. BOUCHUT :

« Dans la pratique, un des avantages de l'**Eau de Pougues** pour « les malades, c'est qu'elle n'est pas irritante et nuisible comme « l'eau de Vichy et que l'on est sûr, en la conseillant, de ne pas « aggraver le mal. Elle a une action certaine, que ne donne pas « l'usage des autres eaux alcalinisées, et l'emploi comparatif « que j'en ai fait m'autorise à lui donner la préférence. » (*Paris-Médical* du 16 février 1885.)

Pour tous les renseignements, commandes, etc... S'adresser au siège de la **Compagnie des Eaux minérales de Pougues**, *à Paris, 22, Chaussée-d'Antin.*

MANUEL PRATIQUE

DE LA

GARDE-MALADE

ET DE

L'INFIRMIÈRE

PARIS
IMPRIMERIE DE LA SOCIÉTÉ DE TYPOGRAPHIE
NOIZETTE, DIRECTEUR
8, rue Campagne-Première, 8

PUBLICATIONS DU *PROGRÈS MÉDICAL*

MANUEL PRATIQUE
DE LA
GARDE-MALADE
ET DE
L'INFIRMIÈRE

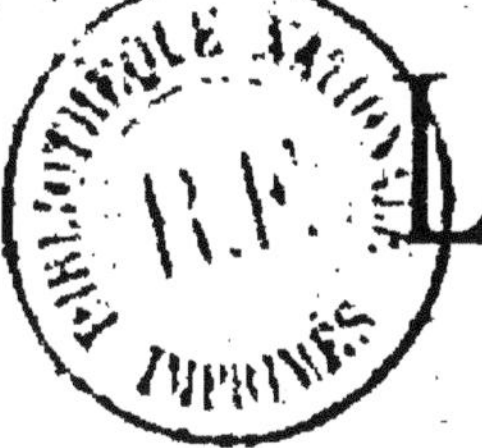

PUBLIÉ PAR LE

Dr BOURNEVILLE

Rédacteur en chef du *Progrès Médical*, Médecin de Bicêtre
Directeur des Écoles municipales d'infirmières, Député de la Seine, etc.

AVEC LA COLLABORATION DE

MM. BLONDEAU, DE BOYER, ED. BRISSAUD, BUDIN, H. DURET, P. KERAVAL, G. MAUNOURY, MONOD, POIRIER, CH. H. PETIT-VENDOL, P. REGNARD, SEVESTRE & P. YVON.

TOME IV

FEMMES EN COUCHES. — SOINS AUX ALIÉNÉS. — MÉDICAMENTS.
PETIT DICTIONNAIRE.

4e ÉDITION REVUE ET AUGMENTÉE
(avec figures dans le texte.)

PARIS
AUX BUREAUX DU *PROGRÈS MÉDICAL*
14, RUE DES CARMES, 14

1889

PREMIÈRE PARTIE

Soins à donner aux femmes en travail aux accouchées Et aux enfants nouveau-nés.

CHAPITRE PREMIER

Soins à donner aux femmes en travail.

Lorsque le travail commence chez une femme arrivée au terme de sa grossesse, travail qui est caractérisé par l'apparition de douleurs abdominales revenant régulièrement toutes les 15, 10 ou 5 minutes, par le durcissement simultané de l'utérus et par l'expulsion de glaires incolores ou sanguinolentes, l'infirmière doit, même avant l'arrivée du médecin qui tarde parfois un peu, donner à la femme quelques soins. Elle commencera par natter les cheveux de la malade afin qu'elle puisse rester désormais un certain temps sans qu'on ait à s'occuper de sa chevelure ; s'il n'y a pas eu de garde-robe depuis quelques heures, elle lui donnera un lavement, afin d'éviter, ce qui est désagréable à la femme elle-même et à l'accoucheur, l'expulsion de matières fécales au moment de la sortie du fœtus.

Dans quelques services hospitaliers on a l'habitude, lorsque les femmes arrivent au début du travail, de leur donner un grand bain de propreté et de faire la toilette des organes génitaux externes.

L'infirmière devra ensuite préparer le lit. Autrefois, les femmes étaient placées pour l'accouchement sur un lit particulier appelé *lit de misère* ; c'était un lit de sangle ou un lit en fer très étroit. Il présentait un certain nombre d'inconvénients. « Le lit de sangle, dit M. Depaul, est un meuble parfois ancien dans les familles et qui a servi à plusieurs générations. Les chevilles qui en assujettissent les pieds peuvent être en bois vermoulu, et il convient, avant de s'en servir, de s'assurer de sa solidité. Il m'est arrivé deux fois de le voir se briser dans la dernière période de l'accouchement, et je n'ai pas oublié le trouble et l'émotion que cet événement produisit. »

Beaucoup de personnes, à notre époque, font accoucher les femmes sur un lit de misère d'un autre genre : c'est un petit lit en fer, sur lequel est placé un matelas au-dessus du sommier ; un second matelas plié en deux est mis sur l'autre. La partie supérieure du tronc et le siège reposent sur le second matelas, tandis que les membres inférieurs prennent point d'appui sur le matelas de dessous. Si la situation qui est ainsi imposée à la parturiente permet à la personne qui fait l'accouchement de bien surveiller les organes génitaux au moment de la sortie du fœtus, cette situation n'est guère agréable pour la patiente.

Il est préférable que la femme accouche dans son lit habituel dans lequel elle se trouvera beaucoup mieux, mais il faut prendre un certain nombre de précautions, afin que ce lit, où elle doit demeurer pendant ses suites de couches, ne soit pas taché par le liquide amniotique et le sang qui s'écouleront durant le travail.

Il faut pour cela, au lit définitif préparé pour les suites de couches, ajouter une garniture particulière, *provisoire* pourrait-on dire, qui sera enlevée aussitôt après l'accouchement. Voici comment il faut préparer successivement le lit définitif et sa garniture provisoire.

Lit définitif. — Le matelas sur lequel reposera la malade devra être suffisamment résistant et on jettera sur lui un drap propre. Pour éviter qu'il soit taché par les lochies pendant les suites de couches, on couvrira toute la surface sur laquelle doit reposer le corps, depuis les épaules jusqu'aux genoux environ, d'une garniture imperméable, constituée soit par une feuille de caoutchouc, une toile caoutchoutée ou cirée, soit par du taffetas gommé, des journaux imbriqués, ou une feuille de papier goudronné. On recouvrira cette garniture avec un drap plié en quatre, ou avec une alèze dont les extrémités seront repliées sous le matelas. On achèvera de faire le lit en ajoutant le second drap et la couverture.

Ceci constitue le lit définitif qui ne doit point être souillé pendant l'accouchement. On pliera en plusieurs doubles la couverture et le drap supérieur, et on les glissera au pied du lit, sous le matelas. Il sera très facile, après l'accouchement, de les dérouler pour recouvrir la malade.

Garniture provisoire. — Pour protéger le lit définitif lui-même, on placera, sur la garniture qui existe déjà, une seconde garniture absolument semblable, c'est-à-dire constituée par une feuille de caoutchouc, une toile cirée, etc., etc., recouverte par un drap plié en quatre ou une alèze dont les extrémités seront fixées de chaque côté sous le matelas. On terminera le lit en y ajoutant une couverture et un drap, qu'on ne craindra pas de voir souillés pendant l'accouchement.

Si le lit était contre le mur, il faudrait l'en éloigner, et le placer de telle façon qu'il soit possible de circuler autour de lui pendant l'accouchement.

Tout ce qui est urgent pour la mère ayant été ainsi disposé, l'infirmière devra s'occuper de ce qui est nécessaire à l'accoucheur. Elle veillera à ce qu'il y ait de l'eau froide, de l'eau chaude, des essuie-mains, du savon et des brosses à ongles neuves ou propres. Les brosses en crin végétal et en bois, très peu coûteuses, dont on fait aujourd'hui généralement usage, peuvent être recommandées.

Il faut surtout que de l'eau chaude soit préparée : l'eau chaude servira pour le lavage des mains, pour tiédir la solution destinée à la toilette des organes génitaux de la mère, pour chauffer les instruments si on pratique une opération, pour laver l'enfant aussitôt après sa naissance, etc. Elle peut aussi, si elle a une température de 48 à 50 degrés centigrades, rendre les plus grands services pour arrêter les hémorrhagies. L'infirmière devra donc toujours en tenir une notable quantité à la disposition de l'accoucheur.

Elle préparera un corps gras, soit du cérat, soit du cold-cream, soit de l'huile, soit de la vaseline. La vaseline, dont les mains se débarrassent facilement par le lavage, est préférable aux autres substances. Si l'on n'avait que de l'huile à sa disposition, comme ce corps est très fluide et peut en tombant tacher les linges et les meubles, il faudrait en imbiber un tampon d'ouate qu'on placerait au fond d'une tasse.

Un certain nombre de serviettes, dont on pourra avoir besoin pendant l'accouchement, seront placées sur un meuble à une petite distance du lit.

Il est aujourd'hui démontré que les soins de propreté les plus grands doivent être pris, aussi bien en ville qu'à l'hôpital, par les personnes qui assistent les femmes en couches; les fièvres puerpérales graves et souvent mortelles observées à la suite de la parturition sont habituellement la conséquence d'une infection, infection trop souvent transmise par la personne qui donne ses soins à la nouvelle accouchée.

Une infirmière ou une sage-femme faisant la toilette

d'une femme en couches malade peut, si elle va soigner une autre femme, infecter cette dernière, surtout si les précautions les plus minutieuses ne sont pas prises. Si donc une infirmière est près d'une accouchée malade, elle ne devra pas donner ses soins à des femmes en couches bien portantes.

Afin d'éviter que les accidents infectieux n'apparaissent, tous les objets dont l'infirmière fera usage devront être extrêmement propres et aseptiques, c'est-à-dire indemnes de germes qui, introduits dans les organes génitaux, pourraient être le point de départ de l'infection. C'est pourquoi les vases, les bassins, les brosses à ongles, les canules, les sondes, etc., qui peuvent être sans inconvénient portés à une température de 100 degrés, seront plongés dans l'eau bouillante. On évitera de se servir d'éponges qui recèlent des substances plus ou moins propres dont il est difficile de les débarrasser ; on les remplacera par du coton hydrophile.

On fait plus, on emploie pour les toilettes et pour les examens des liquides et des corps gras dits antiseptiques, c'est-à-dire qui contiennent des substances capables de détruire les microbes et les germes. Comme liquides, les solutions d'acide phénique et de sublimé sont aujourd'hui recommandées.

La solution phéniquée contient par exemple 2 grammes d'acide phénique pour 100 grammes d'eau, c'est-à-dire 20 grammes d'acide phénique pour un litre d'eau. On peut faire préparer à l'avance des flacons qui renferment chacun :

Acide phénique.	20 grammes.
Alcool.	60 —

Ce flacon, versé dans un litre d'eau, donne instantanément une solution à 2 pour 100, c'est-à-dire au cinquantième. Si l'odeur de l'acide phénique est désagréable, on ajoute à la préparation ci-dessus deux grammes d'essence de thym.

On ne doit pas oublier que cette solution d'acide phénique dans l'alcool est caustique et toxique.

Pour laver les instruments avant les opérations, on fait usage d'une solution plus forte; on emploie une solution d'acide phénique au 20e. On peut faire préparer, de la même manière, des flacons qui contiendront :

Acide phénique.	50 grammes.
Alcool.	60 —

pour verser dans un litre d'eau.

Le sublimé (Tarnier) est beaucoup plus actif que l'acide phénique; on emploie en général 50 centigrammes, c'est-à-dire un demi-gramme de cette substance pour un litre d'eau. On peut aussi faire préparer à l'avance des petits flacons contenant :

Sublimé.	0 gr. 50
Alcool	25 grammes.

pour un litre d'eau, ce qui fait une solution à 1 pour 2.000.

L'infirmière n'oubliera pas que la solution de sublimé dans l'alcool est très toxique.

On peut procéder aussi d'une manière un peu différente : on a à sa disposition une série de petits paquets contenant chacun 50 centigrammes de sublimé; pour préparer la solution avec laquelle on devra faire les toilettes ou se laver les mains, il suffit de faire dissoudre le contenu d'un de ces paquets dans un peu d'alcool ou d'eau de Cologne et de verser le tout dans un litre d'eau. On obtient ainsi rapidement une bonne solution antiseptique. Les corps gras eux-mêmes dont l'accoucheur fera usage doivent être antiseptiques ; on recommande par exemple la vaseline au sublimé au millième.

L'infirmière préparera ce qui est nécessaire pour l'enfant. Elle prendra un fil aussi fort que possible, ayant une longueur de 1 mètre 20 environ ; elle le pliera en quatre, et fera un nœud à chaque extrémité. On préparera de la même façon un second fil ; la longueur de chacun d'eux sera donc de 30 cent., et ils serviront à l'accoucheur pour faire la ligature du cordon. Une paire de ciseaux sera placée à côté de ces fils.

L'infirmière veillera également à ce que la layette soit complètement préparée.

Elle devra avoir à sa disposition des linges secs et chauds pour recevoir l'enfant ; elle s'assurera qu'il existe une baignoire ou un grand vase dans lequel on pourra donner au nouveau-né son premier bain.

Le médecin, au moment de sa visite, dira si la parturiente doit rester couchée pendant le travail, ou si elle peut se promener dans sa chambre. Il indiquera également si elle peut prendre quelque nourriture, l'absorption des aliments n'offrant pas, au début, les mêmes inconvénients que vers la fin où ils déterminent parfois des vomissements.

L'infirmière montrera ensuite au médecin tout ce qu'elle a préparé ; de la sorte, si quelque chose a été oublié, on pourra le lui faire remarquer.

Pendant le *travail de l'accouchement*, il ne faut admettre que peu de personnes dans la chambre : l'infirmière et un membre de la famille que la malade désire particulièrement avoir près d'elle. — La température de l'appartement sera maintenue entre 15 et 18°.

L'infirmière sera aussi discrète que possible dans sa

tenue et dans son langage ; elle s'abstiendra d'importuner la malade par son bavardage et elle évitera surtout de rappeler des histoires d'accouchements difficiles et d'opérations auxquels elle a pu assister. Les quelques paroles qu'elle prononcera seront des paroles de consolation et d'encouragement. Elle devra être attentive à tous les désirs de la femme ; elle fera preuve d'une très grande douceur et surtout d'une très grande patience. Si pendant la première période si écœurante et si énervante du travail, la parturiente était brusque, désagréable, injuste même, l'accouchement terminé elle sera la première, que l'infirmière le sache bien, à s'excuser vis-à-vis de ceux qui lui ont prodigué leurs soins.

Au moment de l'expulsion, l'infirmière devra remplir avec attention le rôle qui sera indiqué par l'accoucheur. En général, en France, la femme accouchant sur le dos, il placera l'infirmière à la droite ou à la gauche du lit et la chargera de maintenir fléchie et fixe, pendant les efforts, l'une des jambes qui aura été recouverte avec un drap ou une serviette.

Si la femme accouchait placée sur le côté gauche, le médecin indiquerait à l'infirmière comment elle doit maintenir relevée et écartée la jambe droite de la patiente.

Pendant ce temps, il surveille lui-même les organes génitaux qu'il cherche à protéger contre les dangers d'une expulsion trop rapide. Dès que l'enfant est sorti, l'infirmière doit donner au médecin les fils nécessaires pour pratiquer la ligature du cordon et les ciseaux qui, ainsi que les fils, auront été placés à portée de la main.

Elle se prépare en même temps à recevoir l'enfant dans un linge sec et chaud ; elle l'enveloppe en outre dans un lange et le place sur un lit ou le confie à l'une des personnes de la famille. Telle sera la conduite de l'infirmière dans le cas d'accouchement normal.

Si une *application de forceps*, une version ou une autre opération devait être pratiquée, quel serait son rôle ?

Si le médecin doit faire une *application de forceps* elle apportera de l'eau chaude dans un vase assez grand pour que l'instrument puisse y être plongé. Elle disposera, en outre, dans une autre partie de la chambre, ou, ce qui est préférable, dans une pièce voisine, une table sur laquelle elle placera un oreiller et sur laquelle, de son côté, le médecin disposera tout ce qui peut lui être nécessaire pour ranimer l'enfant dans le cas où il viendrait en état de mort apparente. Elle aide ensuite à placer la femme dans la situation qu'elle doit occuper pendant l'opération, c'est-à-dire en travers du lit, le siège reposant sur un des bords, la tête appuyée sur un oreiller mis sur le bord opposé. Elle place en outre deux chaises, à droite et à gauche, chaises sur lesquelles vont prendre un point d'appui les pieds de la femme ainsi couchée en travers.

Elle jette par terre un grand drap, de telle façon que le médecin ne glisse pas pendant l'opération, et qu'aucun liquide ne puisse salir le plancher. Une alèze ou un autre drap, engagé par un de ses bords sous le siège de la malade, retombera au-devant du lit, qu'il protégera également.

Cela fait, l'infirmière viendra s'asseoir sur une des chaises et maintiendra l'une des jambes de la femme solidement fixée. Elle obtiendra ce résultat, après avoir recouvert le membre inférieur avec une serviette, en fixant sur ses genoux, avec l'une de ses mains, le pied de la malade, et en plaçant l'autre main sur le genou de la parturiente. Un second aide aura été placé par le médecin, dans la même position, sur l'autre chaise.

Si c'est une *version* que le médecin doit pratiquer, l'infirmière préparera dans de grands vases, non seulement de l'eau chaude, mais aussi de l'eau froide ; elle disposera *des lacs*, c'est-à-dire deux morceaux de un mètre de long d'une ganse semblable à celle avec laquelle on fait les cordons de tablier mais plus large ; enfin elle achèvera ses préparatifs pour l'enfant et pour la mère, comme dans les cas précédents.

Si une autre opération devait être pratiquée, l'infirmière demanderait à l'accoucheur quels sont les préparatifs qu'elle a à faire.

Si l'accouchement, se faisant très rapidement, avait lieu avant l'arrivée du médecin, l'infirmière devrait laisser l'enfant pendant 5 ou 10 minutes entre les jambes de la mère, elle maintiendrait sa face à découvert et dirigée en haut pour qu'il pût respirer à son aise, et le mettrait sur un linge sec et chaud. Elle jetterait alors un fil sur le cordon à dix ou quinze centimètres de l'ombilic et lierait le cordon qu'elle couperait au delà de la ligature, puis elle attendrait patiemment l'arrivée du médecin et surtout se garderait bien d'exercer des tractions sur la partie du cordon qui se rend au placenta : elle ne doit pas essayer de pratiquer la délivrance.

L'accouchement terminé, naturellement ou artificiellement, l'enfant bien portant ayant été mis sur un lit ou confié à une personne étrangère, l'infirmière préparera un vase, cuvette ou petite terrine, pour recevoir l'arrière-faix que l'accoucheur va extraire en pratiquant la délivrance. Le vase doit être propre, car le médecin, avant de les faire jeter, aura à examiner avec attention le placenta et les membranes pour voir s'ils sont complets et normaux.

Après un temps plus ou moins long pendant lequel on aura donné à l'enfant les soins que nous décrivons plus loin, l'infirmière devra aider l'accoucheur à faire la toilette de la femme et à la mettre à sec, de façon qu'il lui soit possible de se reposer.

On commence par préparer dans une cuvette une certaine quantité d'eau tiède antiseptique, soit une solution phéniquée à 2 pour 100, soit une solution de sublimé à 1 sur 2.000. Dans cette eau, on jette non pas une éponge, qui ayant déjà servi pourrait contenir des impuretés, mais un morceau de linge propre ou mieux, comme on le fait aujourd'hui, de l'ouate hydro phile qui, en même temps, est aseptique.

On prépare, en outre, un bassin plat qui devra être glissé sous le siège de la femme. On fera chauffer légèrement la partie de ce bassin destinée à être mise en contact avec la peau. Tout étant ainsi préparé, on enlève les linges mouillés qui se trouvent au niveau des organes génitaux et l'on place le bassin sous le siège.

La cuvette contenant la solution antiseptique est approchée et on exprime l'eau contenue dans la compresse ou l'ouate hydrophile, on la fait ainsi tomber sur les organes génitaux externes. Cette manœuvre répétée un certain nombre de fois suffit pour désagréger les caillots et nettoyer les parties maternelles que l'on essuie ensuite avec précaution au moyen d'un linge très doux.

On peut encore procéder d'une autre manière. L'accouchée est toujours placée sur un bassin plat et très propre, mais le liquide antiseptique qui doit servir à la toilette est mis dans un vase appelé injecteur. C'est un vase cylindrique, largement ouvert par en haut et qui, à sa partie inférieure, présente un conduit saillant sur lequel on adapte un tube en caoutchouc assez long. A l'extrémité de ce tube en caoutchouc on fixe une canule en verre ou en gomme qui pourra être introduite dans le vagin ou qui laissera couler l'eau sur les organes génitaux externes. Il suffit d'élever l'injecteur pour que la solution antiseptique s'écoule par la canule, et elle sortira avec d'autant plus de force que l'injecteur lui-même sera plus élevé. Le lavage fait, on essuie doucement les parties maternelles.

On enlève ensuite le bassin, le drap plié en quatre ou l'alèze, et l'étoffe imperméable qui constituait une partie du lit provisoire.

Si l'on retire en même temps la couverture et le drap supérieur, tout ce qui composait le lit provisoire aura été retiré, et il suffira de ramener sur l'accouchée la couverture et le drap qui ont été repliés au niveau des pieds, sous le matelas, pour que la femme se trouve couchée dans son lit définitif, sec et propre.

Si la chemise et la camisole de l'accouchée ont été salies pendant le travail, il sera nécessaire de les enlever. Pour cela, après avoir ôté la camisole, on retire doucement et successivement chaque bras de la chemise et on la fait glisser du haut en bas, afin de ne pas salir l'oreiller, la partie supérieure du lit et le tronc de la femme. On passe ensuite sur les épaules, la poitrine et l'abdomen, une chemise blanche dont on a soin de relever les deux parties antérieure et postérieure pour qu'elles ne soient pas tachées par le sang des lochies.

Du reste, une serviette pliée en quatre suivant sa longueur doit garnir les organes génitaux ; une de ses extrémités est passée sous le siège ; l'autre, ramenée entre les cuisses au devant de la vulve, est relevée vers la région abdominale.

On a l'habitude de mettre un bandage autour du

ventre. M. Tarnier conseille d'employer l'appareil suivant : on place sur l'abdomen quelques lames d'ouate aseptique et on applique par-dessus un bandage de corps. De la sorte, une compression douce et élastique est exercée sur les organes et la malade, au moment d'une quinte de toux ou d'un effort, éprouve moins de douleur.

Pendant les chaleurs de l'été, l'ouate produit chez certaines femmes une sensation désagréable, détermine quelquefois des sueurs locales et même une certaine irritation de la peau, on peut alors la remplacer par une serviette éponge pliée en quatre, ou faire un bandage de corps avec une grande serviette éponge pliée en deux ou trois dans le sens de la longueur.

Les mouvements que la femme exécute dans son lit font que souvent le linge qui a été mis au devant de la vulve ne demeure pas en place ; l'alèze, le drap du dessus et la chemise sont alors constamment salis. On évite cet inconvénient si, à l'aide d'épingles anglaises, on fixe en avant et en arrière, sur le bandage de corps abdominal, la serviette qui a été mise comme garniture sur les organes génitaux externes.

L'accouchée, ayant été mise à sec, doit être laissée absolument tranquille afin qu'elle puisse jouir du repos qui lui est nécessaire.

Il ne reste plus à l'infirmière qu'à débarrasser la chambre de tous les linges qu'elle vient de retirer du lit et des meubles inutiles qui ne peuvent que l'encombrer et rendre moins facile le libre accès de l'air.

CHAPITRE II

Soins à donner aux nouveau-nés.

Au moment de la naissance, l'enfant est généralement recouvert d'un enduit sébacé plus ou moins épais dont on doit le débarrasser. Pour cela, l'infirmière l'ayant placé sur ses genoux ou sur une petite table recouverte d'une serviette, frotte toutes les parties du corps, surtout les aisselles, les plis de l'aine et la partie postérieure des oreilles avec de la vaseline, du cold-cream, du cérat, de l'huile ou un jaune d'œuf; cela fait elle enlève, en frottant doucement la peau avec un linge, l'enduit sébacé rendu de la sorte moins adhérent, puis elle plonge l'enfant dans un bain d'eau simple qui est à une température de 28 à 30 degrés.

Pour maintenir l'enfant dans l'eau avec une seule main tandis que de l'autre on procède au lavage du corps, on doit opérer de la façon suivante : la main gauche est placée derrière la nuque de l'enfant, la face palmaire en rapport avec le cuir chevelu, l'index et le médius écartés d'un côté du cou, l'annulaire et le petit doigt mis de l'autre côté. Il est facile de maintenir ainsi la tête de l'enfant hors de l'eau. Avec la main droite, on fait quelques frictions sur tout le corps et sur la tête de manière à enlever le reste de l'enduit sébacé.

Au bout de deux ou trois minutes, on retire l'enfant

de l'eau et on l'essuie avec un linge bien sec et préalablement chauffé, puis on met sur toutes les parties du corps, et surtout au niveau du siège, des plis de l'aine et des organes génitaux de la poudre d'amidon, de lycopode, du talc, etc. Il peut être utile de laver les yeux de l'enfant avec une solution à 3 ou 4 pour 100 d'acide borique.

Le médecin fait la ligature définitive du cordon, et l'infirmière, avant l'habillement de l'enfant, panse l'ombilic. Elle se sert pour cela d'un petit linge carré en toile présentant à son centre un trou assez large dans lequel elle fait pénétrer le cordon, elle place ce dernier sur le côté gauche de l'abdomen, après l'avoir recouvert avec le linge replié sur lui-même.

Il faut faire ainsi ce pansement à sec, en évitant d'enduire le linge de cérat ou d'huile, car cette dernière manière de procéder amène la chute du cordon sous forme humide, il est alors comme putréfié et a quelquefois une odeur désagréable. En procédant comme nous l'avons indiqué, on trouvera le cordon desséché, adhérent quelquefois au linge : il suffira de l'imbiber d'un peu d'eau tiède pour pouvoir le détacher facilement.

On peut, au lieu d'employer le linge carré décrit ci-dessus, envelopper le cordon dans de l'ouate aseptique et le placer sur le côté gauche. Le cordon ainsi pansé sera fixé contre l'abdomen à l'aide d'une bande en toile ou en flanelle d'un mètre de long environ ; il peut suffire, pour fixer l'extrémité libre de la bande, de l'engager sous les circulaires ; on évite ainsi l'emploi d'une épingle.

L'habillement de l'enfant varie suivant les pays ; le plus habituellement on y procède de la façon suivante : on commence par mettre d'un seul coup la chemisette et la brassière dont les manches ont été passées l'une dans l'autre. On passe successivement et avec précaution chacun des bras dans la manche correspondante, et on attache les cordons qui servent à fermer en arrière la chemisette et la brassière.

L'enfant est ensuite placé sur le dos et couché sur les pièces suivantes qui ont été superposées : 1° Un linge fin, triangulaire ou qui a été plié en triangle; la base du triangle est dirigée en haut et la pointe en bas; 2° une couche en toile suffisamment large; 3° un lange en flanelle.

L'enfant est placé sur ces linges de telle façon que la base du triangle arrive jusque sous ses reins. La pointe du triangle est relevée en avant sur l'abdomen, les côtés enveloppent chacun des membres inférieurs et les deux autres angles sont ramenés sur le ventre. On constitue ainsi une sorte de culotte à l'enfant.

On ramène ensuite en avant les deux côtés de la couche ; toute la partie inférieure du tronc se trouve enveloppée en masse. Comme la couche est environ deux fois aussi longue que la partie inférieure du tronc, on relève de bas en haut le bord inférieur du lange. Ce bord inférieur arrive ainsi jusqu'aux environs de la poitrine, il recouvre alors le bas de la brassière et de la chemisette. Les deux coins du bord du lange ramené en haut sont ensuite portés en arrière où on les fixe à l'aide d'une épingle particulière dite épingle anglaise ou épingle de nourrice, dont la pointe cachée ne peut blesser l'enfant. Enfin, on replie le lange en flanelle et on le fixe d'une façon semblable.

Il ne reste plus qu'à passer en arrière du cou la partie moyenne d'un petit fichu, dont les extrémités qui se croisent en avant sur la poitrine sont conduites ensuite en arrière où elles sont nouées. On met enfin un bonnet sur la tête de l'enfant.

Beaucoup de personnes habillent maintenant le

nouveau-né d'une autre manière. On ne l'emmaillote pas, on lui passe une chemisette et une brassière, on place son siège sur un linge triangulaire ou carré dont on ramène les extrémités en avant, et par-dessus on met une petite culotte en flanelle, culotte courte dont la partie antérieure mobile est rabattue sur l'abdomen et fixée à la partie postérieure par des boutons. Des bas et des chaussettes en tricot couvrent les jambes et les pieds, et une longue robe est mise sur le tout. L'enfant, au lieu d'être immobilisé dans son maillot, conserve ainsi la liberté de ses mouvements au niveau de ses membres inférieurs.

Le nouveau-né une fois habillé est couché dans son berceau, une boule d'eau chaude est placée près de lui, si c'est l'hiver.

S'il est bien portant, il faudra éviter de lui donner à boire de l'eau sucrée parfumée avec de l'eau de fleurs d'oranger. Ce mélange n'a parfois d'autre résultat que de déterminer des nausées et des vomissements. Si le second jour la sécrétion lactée ne s'établit pas chez la mère et si l'enfant semble souffrir, on pourra lui faire boire quelques cuillerées de lait coupé d'eau chaude légèrement sucrée. Les jours suivants l'enfant devra être allaité toutes les deux heures et avec une grande régularité pendant la journée. Il ne restera pas au sein plus de dix ou quinze minutes, sans cela, le mamelon macérant dans la bouche de l'enfant, il survient des gerçures et des crevasses.

La nuit, on le fera téter lorsqu'il se réveillera. Pendant que l'enfant tète, l'infirmière doit le tenir près du sein dans une situation horizontale. Elle veillera aussi à ce que les orifices de son nez soient libres, car, sans cela, il lui serait impossible de continuer les mouvements de succion. En procédant ainsi, la mère n'aura pas à exécuter des déplacements qui pourraient lui être nuisibles. L'infirmière est sûre que l'enfant tète réellement, si elle constate les mouvements de son larynx et si elle entend le bruit particulier produit par les mouvements de déglutition.

Lorsque l'enfant sera mis dans son berceau après la tétée, il devra toujours être couché sur le côté; de la sorte on évitera que les matières de régurgitation, lorsque ces dernières se produisent, ne pénètrent dans les voies aériennes où elles peuvent déterminer par leur présence des inflammations mortelles (Parrot).

L'infirmière ne devra jamais coucher le nouveau-né dans le lit de sa mère; cette dernière pourrait, en s'endormant, s'incliner ou se coucher involontairement sur son enfant qu'elle étoufferait. — Il faudra pendant la journée promener l'enfant dans la chambre, le distraire, de telle manière qu'il prenne l'habitude de reposer la nuit. — Chaque jour il sera baigné ou mieux lavé de la façon que nous avons indiquée ci-dessus; chaque jour le cordon sera également pansé jusqu'à ce qu'il tombe spontanément.

Depuis quelques années, une excellente méthode a été adoptée dans les services hospitaliers et dans un certain nombre de familles: c'est celle des pesées. L'enfant étant mis chaque jour sur la balance, on peut apprécier le poids dont il augmente et constater ainsi l'accroissement régulier (de 25 à 30 grammes par jour) qui doit exister à l'état normal. C'est en général le matin, au moment où l'enfant est sorti du bain, que l'infirmière doit pratiquer la pesée.

Après l'avoir sorti de l'eau, on l'essuie avec un linge sec et chaud, on l'enveloppe dans un lange de flanelle et on le met sur le plateau de la balance : on a ainsi le poids de l'enfant et du lange. Il suffit ensuite de peser le lange isolément et de déduire son poids du poids total qui a été trouvé pour avoir le poids net du nouveau-né.

On inscrit ce poids sur une feuille préparée d'une façon spéciale, ou sur un petit cahier. Ce cahier ou cette feuille seront présentés au médecin au moment de chacune de ses visites.

Les pesées peuvent aussi être utiles pour permettre d'évaluer la quantité de lait que l'enfant prend dans le sein de sa nourrice : il suffit pour cela de peser l'enfant immédiatement avant et immédiatement après la tétée.

L'infirmière devra également renseigner le médecin d'une façon précise sur le nombre, l'abondance, la consistance et la coloration (jaune à l'état normal, verte en cas d'indisposition) des garde-robes. Elle ne doit pas ignorer, sous peine de voir survenir des rougeurs et même des ulcérations de la peau de l'enfant, qu'il est absolument nécessaire de changer les linges chaque fois que celui-ci s'est sali.

Lorsque l'enfant est souffrant, le médecin prescrit parfois des lavements simples, des lavements amidonnés ou autres. Ces lavements doivent être donnés avec une seringue dont le bout est adapté sur une canule spéciale en gomme. Introduire directement dans l'anus l'extrémité rigide de la seringue, ce serait exposer l'enfant à une lésion ou même à une perforation du rectum, si, comme cela arrive parfois, il exécutait un mouvement brusque et violent.

Parfois les enfants nés avant terme sont dans un état particulier, auquel on a donné le nom d'état de *faiblesse congénitale*. « Les moyens employés depuis longtemps pour mettre ces enfants dans les conditions les plus favorables à leur développement sont les suivants : on enveloppe leurs membres et leur tronc d'une couche d'ouate, puis on les emmaillote ; on met également une feuille de coton tout autour de leur tête, sous le bonnet. Dans le berceau, on place deux ou trois boules d'eau chaude qu'on renouvelle fréquemment ; on en mettra par exemple une de chaque côté du corps et l'autre au niveau des pieds. Au moment du change, on réchauffe les enfants devant un feu de bois clair.

« Enfin, dans certains cas, on les a placés dans une chambre dont la température était maintenue d'une façon constante à 25 degrés centigrades ; mais on comprend combien, en pratique, ce procédé présente de difficultés.

« S'ils sont très chétifs, on essaye d'activer leur circulation à l'aide du massage. Dans ce but, on frictionne et on pétrit légèrement les parties charnues des membres et du tronc et l'on fait mouvoir doucement les articulations avec la main enduite d'huile chaude. Ces manipulations sont pratiquées pendant cinq minutes environ ; on les répète deux ou trois fois dans les vingt-quatre heures.

« L'emploi de bains chauds dans lesquels on aura mis deux ou trois litres de vin, les frictions sur tout le corps avec de l'eau-de-vie, du vin aromatique, de l'alcoolat de lavande, etc., rendent aussi de grands services.

« Quant à l'alimentation des enfants nés avant terme, voici comment on la règle ordinairement. L'enfant mis au sein est nourri avec le lait de sa mère ou celui d'une nourrice de choix. On doit bien savoir qu'il peut exécuter des mouvements de succion sans avaler en réalité. Pour s'assurer qu'il s'est véritablement alimenté et pour apprécier la quantité de lait qu'il a prise, on le pèse avant et après la tétée. S'il est très faible et n'exécute pas de mouvements de succion suffisants, on lui fait couler du lait dans la bouche ou on l'alimente à la cuiller. Pour que la digestion puisse s'opérer facilement, l'enfant ne doit ingérer qu'une petite quantité de lait à chaque repas, et ces repas sont renouvelés environ toutes les deux heures et parfois même toutes les heures, du moins dans la journée. » (Tarnier et Budin.)

Enfin, depuis quelques années, on fait dans les services hospitaliers usage d'appareils appelés *couveuses* (Tarnier), dans lesquels les enfants sont maintenus d'une façon constante à une température qui peut être à volonté de 25, 30 ou 35°. Ces couveuses, qu'il est facile de surveiller, qui sont d'un transport facile et d'un prix de revient peu considérable, rendent maintenant de grands services aussi bien dans la pratique civile que dans la pratique hospitalière.

CHAPITRE III.

Soins à donner aux femmes accouchées.

Chaque jour l'infirmière devra faire trois fois en moyenne la toilette de l'accouchée. Pour cela, elle s'y prendra ainsi que nous l'avons dit plus haut. Elle préparera dans une cuvette la solution antiseptique tiède dont l'usage aura été conseillé par le médecin.

Elle fera chauffer ensuite légèrement la partie du bassin qui doit se trouver en contact avec la peau; elle glissera ce bassin avec précaution sous le siège de la femme, et, se servant d'un morceau de linge absolument propre ou mieux d'ouate hydrophile, elle laissera tomber une certaine quantité de la solution antiseptique sur les parties génitales externes qu'elle essuiera ensuite avec une grande précaution, en faisant usage d'une serviette très douce.

L'infirmière n'aura à pratiquer d'injections vaginales que si elles sont ordonnées par le médecin. Ce dernier indiquera alors la nature, le nombre de ces injections, et la manière dont elles doivent être faites.

Nous rappelons que les vases et les canules dont on fera usage doivent être absolument aseptiques. Il est bon, en particulier, de maintenir les canules constamment plongées dans un liquide antiseptique; aussi les canules en verre dont on peut facilement constater l'état de propreté et qui ne sont pas altérées par un séjour prolongé dans diverses solutions antiseptiques sont-elles souvent préférées. Il en sera de même pour les sondes destinées à pratiquer le cathétérisme vésical lorsque les femmes n'urinent pas spontanément, et pour les sondes avec lesquelles on fait, lorsqu'elles sont nécessaires, les injections intra-utérines. Pour le cathétérisme vésical, on emploie des sondes en verre, ou en caoutchouc, ou en gomme ; pour les injections intra-utérines, on se sert de sondes dont la disposition est telle qu'elles assurent complètement le retour du liquide (sondes à canal en forme de fer à cheval). On évite ainsi la rétention du liquide injecté dans l'utérus et la distension exagérée des parois de cet organe. Les sondes pour les injections utra-utérines sont en métal ou en celluloïde (Budin.)

Pendant les jours qui suivent l'accouchement, on voit s'écouler par les parties génitales externes de la femme, une certaine quantité d'un liquide sanglant d'abord, puis séro-sanguinolent, enfin séreux et purulent. On a donné à cet écoulement le nom de *lochies*.

On place habituellement entre les cuisses une serviette pliée qui recouvre les parties génitales, et protège ainsi le lit contre cet écoulement. (Voir plus haut.) Cette serviette sera changée aussi fréquemment que l'exigera l'écoulement plus ou moins abondant des lochies.

Après un ou deux jours, il sera également nécessaire de changer le drap plié en quatre ou l'alèze qui garnit le lit de l'accouchée. Pour y parvenir sans remuer l'accouchée, il suffit de placer un des bords de l'alèze propre sur l'un des bords de l'alèze qu'on veut enlever ; on les fixe l'une sur l'autre à l'aide d'épingles anglaises. On tire ensuite l'alèze sale par l'autre bord, et, au fur et à mesure qu'elle glisse, elle entraîne avec elle l'alèze propre qu'elle amène tout naturellement sous le siège de l'accouchée. Il suffit alors de replier chacune des extrémités de l'alèze sous le matelas pour la fixer.

Quelquefois, pendant les heures qui suivent la délivrance, la femme a des douleurs, des tranchées utérines et le médecin prescrit des petits lavements contenant 12, 15 ou 20 gouttes de laudanum. Ces lavements doivent être conservés par l'accouchée ; pour arriver à ce but, il faut, après avoir donné un lavement ordinaire qui est rejeté, les administrer sous un petit volume. Deux cuillerées d'eau tiède sont mises dans un verre, on y ajoute le nombre de gouttes de laudanum qui a été prescrit et on fait pénétrer le tout dans une petite seringue en verre. L'extrémité de la seringue qui doit être introduite dans l'anus a la forme d'une olive ou est constituée par une partie arrondie, par une petite sphère dont un canal en communication avec l'intérieur de la seringue traverse le centre. L'extrémité arrondie ayant été introduite dans le rectum, on pousse le petit lavement qui est facilement conservé.

S'il y a pendant les suites de couches une constipation persistante, l'infirmière pourra au bout de quelques jours, sur le conseil du médecin, donner un lavement avec de l'eau simple, ou avec de l'eau dans laquelle on aura ajouté une ou deux cuillerées de glycérine, du miel de mercuriale, etc.

Nous avons indiqué comment l'infirmière devait présenter l'enfant au sein de la mère. Elle doit, la tétée terminée, prendre soin du mamelon.

Elle le lavera d'abord avec de l'eau tiède, puis elle fera quelques lotions avec de l'eau tiède additionnée d'une quantité d'alcool égale au tiers ou à la moitié de la quantité d'eau ; elle l'essuiera ensuite doucement, *sans frotter*, ou mieux elle l'épongera avec un linge très fin. En agissant ainsi, et surtout si on ne laisse pas chaque fois l'enfant trop longtemps au sein, on parviendra à prévenir la formation de fissures et de crevasses qui sont très douloureuses pour la mère et qui peuvent être le point de départ de lymphangites et d'abcès du sein.

Si des crevasses existent, l'infirmière demandera au médecin comment elle doit les soigner. Les lavages avec de l'eau alcoolisée, l'application sur le bout de sein de compresses trempées dans cette eau et recouvertes de taffetas gommé, constituent un bon moyen de traitement.

La plus grande tranquillité doit régner dans la chambre de l'accouchée. L'infirmière se conformera, sous ce rapport, aux ordres du médecin qui aura défendu les visites et les conversations fatigantes.

Elle devra du reste le renseigner chaque fois sur ce qui s'est passé au point de vue médical. Elle lui indiquera quels ont été les caractères des lochies, leur abondance, leur couleur, leur odeur ; elle mentionnera si des caillots ont été expulsés, s'il a existé ou non des douleurs au niveau de l'abdomen ou au niveau des seins. Elle n'oubliera, en un mot, aucune des particularités relatives à la santé de la femme.

Elle se renseignera exactement auprès de l'accoucheur sur ce qu'elle aura à faire dans chaque cas particulier.

Elle fera bien de prendre note, sur une feuille de papier, des renseignements qu'elle a à fournir, et de ceux qu'elle a à demander ; de la sorte, elle évitera toute erreur et tout oubli.

En ce qui concerne le régime, l'administration des tisanes ou des remèdes, etc., l'infirmière ne devra rien conseiller, elle se conformera d'une façon absolue et exclusive aux prescriptions du médecin.

DEUXIÈME PARTIE

Soins spéciaux à donner aux aliénés

2.

CHAPITRE PREMIER

Soins à donner aux aliénés (1).

Définitions. Division du sujet.

Il est impossible de soigner des aliénés si l'on n'est pas auparavant prévenu des principales particularités de l'affection dont ils sont atteints. Puisqu'en effet c'est leur moral, comme on dit, qui est pris, il faut, par une conduite spéciale du service où ils vivent, y apporter avec tact et jugement le remède que l'asile leur dispense. Par *l'ordre*, la *régularité de la vie*, la *discipline intérieure*, tempérée par une affectueuse surveillance, on détermine, à l'aide de l'isolement plus ou moins parfait, sinon toujours la guérison, au moins une évidente amélioration. Le remède, en somme, c'est le *milieu* de l'asile, et par *milieu*, il faut comprendre non pas seulement l'espace enclos de murs qui forme le terrain de l'établissement, non pas seulement chacune des grandes maisons que l'on appelle un pavillon ou quartier de malades, mais surtout les habitudes matérielles et morales de l'existence qu'on y mène. Ces habitudes sont entre-

1. C'est là le mot scientifique. Pour ne blesser la susceptibilité ni des aliénés, ni des familles, on ne prononce dans les asiles d'aliénés pas d'autre mot que celui de malades : ce mot en science s'applique exclusivement aux personnes atteintes de maladies ordinaires.

tenues par le *personnel.* Elles se composent des *soins physiques* et *hygiéniques*, de la *surveillance* et de la *direction des aliénés*, valides ou mal portants. Parmi ces derniers, les uns sont mal portants parce que leur maladie mentale provoque tôt ou tard des accidents morbides, les autres parce qu'à l'exemple des individus sains d'esprit ils ont contracté une affection passagère aiguë dite pour ce motif *intercurrente*, ou une maladie chronique ordinaire comme celles qu'on rencontre dans un service hospitalier. Enfin dans l'aliénation mentale rentrent tous les âges, les deux sexes, les infirmités propres aux hospices. La tâche de l'infirmier et de l'infirmière des aliénés n'est donc pas si étroite qu'elle le pourrait paraître quand on lit l'inscription gravée au fronton des édifices départementaux. Aussi, dans cette partie spéciale du *Manuel*, renverrons-nous à chaque moment aux enseignements contenus dans les volumes précédents. Dans l'immense majorité des cas ces enseignements s'appliquent sans changements aux aliénés; dans quelques circonstances, il convient qu'on soit averti de certaines modifications, propres à l'aliénation mentale : c'est à ces modifications qu'est surtout consacrée la section qu'on va lire.

Nous la diviserons en trois parties : la *première* sera consacrée aux *aliénés* considérés en eux-mêmes ; — la *seconde* traitera de l'assistance des *aliénés ordinaires* ; — la *troisième* s'occupera de l'assistance des *aliénés malades.*

CHAPITRE II.

Les aliénés considérés en eux-mêmes.

Qu'est-ce qu'un *aliéné?* — L'*Anatomie* et la *Physiologie* vous ont appris que les mille filets nerveux chargés de conduire les impressions résultant du contact des objets extérieurs sur le corps aboutissaient à un gros organe placé dans la tête, le *cerveau*, et que celui-ci conservait ces impressions, les digérait en quelque sorte, pour renvoyer ensuite, suivant les besoins du corps, qui lui parviennent au moyen d'autres filets nerveux, des ordres aux muscles en communication avec eux, et déterminer des mouvements. Recevoir les impressions, les digérer, se décider à faire tel ou tel acte, selon les besoins du corps, voilà l'activité de l'homme. On la désigne communément sous le nom d'esprit ou d'âme parce que, justement, elle semble être le souffle intérieur de l'homme qui agit à sa guise. Mais elle n'est qu'une forme de l'action du cerveau puisque les êtres vivants (hommes ou animaux) chez lesquels le cerveau est blessé ne manifestent plus leurs pensées et n'exécutent plus leurs actions comme les êtres ordinaires. Donc, ceux de nos semblables que nous voyons ne plus savoir ce qu'ils disent, ne plus pouvoir diriger leurs actions, perdre le souvenir, ne plus comprendre, ne plus distinguer l'utilité ou l'inutilité, le danger ou la valeur de telles paroles ou de tels actes, ont une maladie du cerveau.

On les désigne sous le nom d'*aliénés*, du mot latin *alienus*, qui signifie que leur esprit n'est plus libre.

Un esprit dont l'activité n'est pas troublée, n'est pas embarrassée, se manifeste par trois fonctions : l'*intelligence*, la *volonté*, la *sensibilité*. Tout le monde sait ce qu'est l'intelligence. Comprendre les choses ou les paroles, se les rappeler (*mémoire*), les rapprocher les unes des autres, en tirer des conséquences d'après ce qu'on a déjà vu (*association des idées*), c'est ainsi que se manifeste l'intelligence. Exemple : Nous savons ce qu'est un cheval, ce qu'il fait, comment il vit, nous savons qu'il n'y a pas de parole qui ne vienne d'un être vivant ; si quelqu'un nous dit qu'il y a des chevaux qui volent, nous croyons avec raison ou qu'il se trompe ou qu'il nous trompe ; si, dans une pièce où personne ne dit rien, un de nos parents prétend qu'il vient d'entendre un ordre ou une insulte, nous estimons qu'il y a erreur ou plaisanterie.

La *volonté* est cette partie de l'activité de l'esprit qui se traduit non pas seulement par vouloir une chose, mais par dire et exécuter ce qu'il faut pour y arriver, pour modifier tels ou tels éléments de sa personne ou des autres individus qui nous entourent dans le but que l'on poursuit.

La *sensibilité* résulte des impressions qui, constamment, depuis la première heure de la vie jusqu'à la dernière, ébranlent notre système nerveux. Ces impressions, qui proviennent du contact permanent de ce qui nous environne, ont fini par transformer ou plutôt ont fait notre personne. Ne nous rappelons-nous pas à toute minute mille impressions, mille sensations, desquelles viennent autant d'émotions de diverses natures et qui s'enchaînent : c'est la vie. Jardins, fleurs, affections, odeurs, fêtes, plaisirs, richesses, etc., etc., tous ces mots représentent une innombrable série de sensations, de souvenirs, d'émotions, d'excitations variées. Nos passions, nos opinions, nos désirs, sont le produit de la sensibilité. Sensations, sentiments, appétits, instincts, besoins brusques ou modérés par la volonté et l'intelligence... c'est l'homme même.

L'habitude de la vie nous a enseigné la nécessité de nous soumettre à des règles qui assurent l'ordre dans nos actions vis-à-vis de nous-mêmes et vis-à-vis de nos semblables, à faire cadrer notre intelligence, notre volonté, notre sensibilité avec les intérêts de nos semblables, avec le milieu social. Mais, pour cela, il faut que le fonctionnement des trois activités dont nous venons d'énumérer les propriétés soit lui-même en rapport avec des réalités. Une personne qui voit des chevaux voler, ou qui entend des injures en plein et parfait silence, devient incapable d'apprécier des réalités. Quand l'intelligence engendre des *idées fausses*, quand la volonté n'exerce plus son empire sur les mouvements, quand la sensibilité n'agit plus ou agit sans frein, la raison a disparu, la *folie* existe.

A quoi s'en aperçoit-on ? A la perte de l'humeur, au changement des habitudes et des qualités accoutumées, à la transformation de la conduite, lorsque les raisons qu'allègue le malade sont reconnues fausses, surnaturelles, et qu'elles sont explicables, en revanche, par des phénomènes maladifs ; lorsque les conséquences de ces modifications du caractère, de la manière d'être, des allures de la vie entraînent des faits moraux, matériels ou sociaux auxquels répugne un être raisonnable, et des actes que la même personne jadis saine d'esprit n'aurait certainement pas commis.

Aussi, avant de déclarer une personne atteinte d'aliénation mentale, on examinera : sa santé mentale ordinaire, sa santé physique habituelle, l'état présent de ses organes, les circonstances de son existence, l'histoire de sa vie, de ses coutumes, de son caractère, afin de se rendre un compte exact, précis, des changements survenus en elle et de l'étendue de ces changements. Les motifs des actes, la conversation, l'observation du sujet soupçonné et sa comparaison avec la majorité des autres hommes, le rapprochement de ses allures à plusieurs périodes de son existence, son attitude, son expression, déterminent notre opinion. Activité désordonnée, déplacement perpétuel, violences, alternatives tranchantes et dépourvues de transition d'une humeur à une autre, tristesse excessive, aspect d'hébétude et stupidité, indifférence, excitation, propos et conduite provocants, défiance : tels sont les termes les plus marqués du tableau. Le degré de vivacité de l'intelligence et de la mémoire mérite d'être recherché ; le sujet examiné comprend-il réellement et complètement ? répond-il correctement et avec jugement ? se souvient-il un peu, beaucoup, mal, bien, des faits récents ou anciens ? a-t-il des idées fausses, mystiques, fabuleuses, merveilleuses ? Comment se comporte ou s'est comporté notre individu dans une suite de jours, de mois, d'années ?

Quoi qu'il soit d'ailleurs de la finesse des détails, il est un tableau artificiel excellent pour nous servir de guide. Les termes employés par le médecin doivent être bien compris par ses aides, parce qu'ils y trouvent des indications utiles leur permettant de mieux s'acquitter de leurs fonctions envers les malades.

Ces *termes* sont de deux ordres : les uns désignent un symptôme, un état morbide, un élément de la maladie ; les seconds servent à exprimer la maladie même constituée justement par un certain nombre de symptômes.

1° Termes généraux. — *a) Dépression.* — Le malade

éprouve au début la sensation d'une gêne intime, d'une angoisse. L'intensité et la durée de cette sensation sont importantes. La forme et la marche de la crise ne le sont pas moins. L'aliéné est-il encore capable de s'occuper, de causer pendant l'accès? Cet accès est-il permanent et pendant combien de temps; est-il au contraire sautillant? Présente-t-il des phases d'exagération? Que devient dans ces diverses circonstances l'intelligence de l'aliéné? Quelles idées émet-il, et quelle couleur donne-t-il à ses expressions, à ses sentiments? Se plaint-il? Gémit-il? Est-il excessivement abattu ou semble-t-il d'une résignation plus calme dont il faut savoir apprécier la profondeur; ou se trouve-t-il plongé dans un désespoir qui le paralyse ou, au contraire, l'exaspère (*excitation*). Les idées tristes le plus souvent manifestées sont : des idées de persécution, d'empoisonnement, de culpabilité, de perte du salut, de maladies imaginaires (*hypochondrie*). Il n'est pas rare de voir brusquement éclater une attaque d'agitation suraiguë qui provoque un drame terrible, l'aliéné se mutilant, tentant de se tuer (*impulsions au suicide*) ou se précipitant sur les autres (*impulsions à l'homicide*). En d'autres cas, il mûrira lentement ses projets; il essaiera, sans tumulte, de se tuer, par exemple en refusant la nourriture, ou de faire mal à ceux qu'il accuse de le persécuter.

b) *Exaltation.* — La dépression peut être, pour mémoire, comparée à l'arrêt ou à la modération des mouvements d'une montre. L'exaltation rappelle l'excès d'activité des mouvements d'une pendule privée de son balancier. Les allures et les paroles de l'aliéné portent l'empreinte d'une exagération déréglée et inégale; sa conduite et son verbiage excités, sans lien, parcourent tout un champ compris entre une simple excitation et une impulsion violente; cet état commence généralement par une loquacité dorée, un besoin de mouvement inusité. Peu à peu le patient s'anime, divague, s'*agite*; c'est alors une profusion de mots, de gestes, intarissable, dont le développement parfait et borné prend le nom d'une maladie que l'exaltation crée à elle seule, le nom de *manie aiguë*.

e) *Affaiblissement mental*. — L'activité humaine réduite ou disparue en caractérise le fonds. L'affaiblissement peut, du reste, n'être que passager comme dans les degrés extrêmes de la dépression qui se traduisent par une sorte de suspension des facultés (*stupeur* ou *stupidité*, *démence aiguë*). Il est généralement progressif et définitif, comme cela se voit dans l'immense majorité des cas d'aliénation mentale, à la suite de plusieurs accès. C'est à l'altération de la mémoire, au défaut de liaison, d'association dans les idées, à la perte de l'énergie et de l'attention, à l'émoussement des sensations, des sentiments, des instincts, à la simplicité d'esprit, aux enfantillages que cela se juge. Et l'infirmier vivant au milieu des aliénés en apprécie le degré, l'origine, les progrès. Au dernier degré, l'activité mentale s'évanouit à ce point que les sensations des organes du corps, de l'intestin par exemple, passent inaperçues ou sont plus lentes à parvenir au cerveau que le besoin mécanique de l'organe; l'aliéné s'oublie, il *gâte* sous lui, il retourne à l'enfance. Le voilà en *démence*. L'extrême limite de la démence se résume de la façon suivante: disparition de la vivacité d'esprit, de la parole, gâtisme complet, impotence motrice presque totale, inégalité des contractions musculaires propres à maintenir l'équilibre du corps et à déterminer la narche, disparition de toute volonté : c'est l'enfant les premiers jours de la vie, l'*état végétatif*.

d) Perversion mentale. — Les facultés ou fonctions psychiques agissent dans cet état de telle sorte qu'elles engendrent des *idées fausses* et livrent à l'aliéné des appréciations sur lui-même et sur les êtres ou les objets qui l'entourent tout à fait erronées : le malade *délire*. Ces éléments d'appréciation faux proviennent de trois espèces de troubles principaux qu'un bon infirmier parviendra le plus ordinairement à distinguer. Ce sont : les *illusions*, les *hallucinations*, les *interprétations*.

1° **L'illusion** est un désordre sensoriel émané de la modification maladive d'une sensation de la vue, de l'ouïe, de l'odorat, etc... Une figure, un dessin, prennent des formes fantastiques ; un son n'est plus perçu tel qu'il est ; les aliments ne dégagent plus une odeur ordinaire, ils ont un goût anormal ; les illusions reposent, en résumé, sur un fait réel mal interprété.

2° **L'hallucination** est la *production de toutes pièces* d'une sensation sans aucun motif. Telle une apparition au milieu de la nuit, telles les insultes qu'entend l'aliéné seul dans sa chambre, tels ces fluides qu'on lui lance, dit-il, à travers les murs, l'espace, tels les poisons qu'on lui jette ou brûle sous le nez.

Les cinq sens (ouïe, goût, odorat, vue, toucher), la sensibilité intime, interne, du corps, qui résulte de la vie de chacun des organes et des fonctions matérielles de l'économie, peuvent être ensemble ou séparément le siège d'illusions et d'hallucinations. De là l'origine de ce que racontent les aliénés : ils sont transformés en diables, en esprits, en des animaux ; ils sont dédoublés en plusieurs personnes, ils n'ont plus de cœur, de foie; le démon, des serpents rongeurs les possèdent; ils sont pourris, malades à mourir, morts, puants, etc., etc.

3° **Interprétation.** Naturellement les anomalies précédentes sont, chez l'aliéné, l'origine de réflexions et d'appréciations fausses qu'accompagne quelque excitation ou quelque dépression mentale. Mais, en outre, spontanément, sans troubles sensoriels, le jugement primitivement perverti peut, le premier, enfanter des idées absurdes ou simplement inexactes. Ce sera par exemple une idée absurde que de se prétendre un Dieu réformateur, tandis que se croire ruiné lorsque l'enquête démontre le contraire appartient aux idées erronées. On verra souvent ce pauvre malade creuser, ruminer, sa conception fausse, sa *délusion* (comme disent les Anglais) et en faire une *idée fixe*, une *obsession*, une conception irrésistible, qui s'impose invinciblement à son esprit et sans qu'interviennent, du moins pendant un certain temps, les autres troubles passés en revue jusqu'ici. Le plus habituellement cependant l'ensemble indiqué plus haut se met de la partie ; toute une pléiade de raisonnements, de développements, d'interprétations secondaires compliquent dès lors le tableau. Ce tissu d'idées est représenté par une trame aussi solide que celle des idées normales d'un individu sain ; et en effet l'aliéné s'imagine avoir réellement vu, entendu ; il a réfléchi, étudié, soupesé ses sensations et ses idées ; il a produit un enchaînement d'opinions conforme à la première conception qui a germé dans son esprit. Peut-il savoir que tous ses rouages sont malades ? Évidemment non, puisque le premier caractère de l'aliénation mentale est de ravir au patient la perception nette de ses rapports avec le monde qui l'entoure. Il subit, sans avoir conscience qu'il n'est plus que le jouet de la maladie, l'action d'une désorganisation terrible. Des voix lui disent qu'il sort du commun des mortels ; il sent de puissantes influences acharnées contre lui ; il est donc ou le plus malheureux ou le plus heureux des hommes parce que son système nerveux, fonctionnant à tort et à travers, sans objet réel qui le sollicite, produit des effets aussi vivement perçus que s'il y avait une cause matérielle.

Nous en avons assez dit pour expliquer le mécanisme de la déraison. Il va de soi que les négligences et les malpropretés de toute nature, l'impulsion à la destruction, au vol, à la dissipation, à la prodigalité, dont on avait fait jadis presque autant de maladies différentes, émanent de diverses particularités mentales. On comprend aussi pourquoi l'on verra pour des causes différentes les aliénés s'affubler de costumes baroques, collectionner des objets sans valeur, avaler toute espèce de substances étrangères, refuser la nourriture, se déshabiller à chaque instant, commettre des attentats à la pudeur, faire preuve d'une voracité inouïe ou d'une réserve affectée en tout, enfin essayer de s'ôter la vie, ou de l'enlever aux autres et se rendre coupables de toute sorte de violences. Voilà le gros des événements. Nous appliquerons plus tard les principes de l'examen dont il vient d'être question.

2° — PRINCIPALES MALADIES MENTALES

1° Les aliénés dont le cerveau, durant la vie intra-utérine ou pendant la première et la seconde enfance, a subi un arrêt de développement, sont désignés sous les noms d'*arriérés*, de *faibles d'esprit*, d'*imbéciles*, d'*idiots*. La débilité mentale, l'imbécillité, l'idiotie se compose par conséquent d'êtres dès la naissance ou peu après privés de raison à des degrés divers. L'idiotie qui, on l'a compris de suite, a trait à des infirmes tout à fait innocents, suivant une expression familière, est, parfois, tellement prononcée que, privés de la parole et de plusieurs sens, réduits aux instincts les plus communs, instincts encore imparfaits, dépourvus de toute manifestation, de toute lueur de cette activité spéciale qui nous élève au-dessus des animaux, ils sont souvent, en outre, mutilés, par exemple à demi paralysés.

2° *Mélancolie.* — Signifie tristesse constante, dépression perpétuelle ; c'est cet état en effet qui caractérise la maladie avec les complications que nous avons précédemment énumérées.

3° *Manie.* — Elle se traduit par cette suractivité intellectuelle et physique que nous avons également signalée à l'article précédent, suractivité qui, accompagnée ou non des phénomènes aussi indiqués, représente tout l'accès d'aliénation mentale.

4° *Délire systématique.* — On l'appelait autrefois *monomanie.* Il comprend tous les aliénés qui imaginent et exposent une série bien enchaînée de conceptions fausses (Voy. *Interprétation délirante*). C'est une forme éminemment chronique, incurable, qui rend l'aliéné souvent extrêmement dangereux. Mais il n'en veut jamais à l'infirmier qui, sans le froisser, le conduit avec douceur et fermeté. Ses persécuteurs ce sont les médecins, les directeurs, les magistrats et les personnages qui font partie de son délire.

5° *Démence.* — Les fonctions psychiques atteintes semblent au bout d'un certain temps de maladie épuisées; elles s'affaiblissent graduellement, de même qu'une lampe dont on pousse l'éclairage par des moyens artificiels faiblit et s'éteint (Voy. *Affaiblissement mental*, p. 38). C'est à la perte de la mémoire qu'on s'en aperçoit d'abord. Finalement l'aliéné est dément. Cette démence, de nuances variées, le transforme en quelques cas en une sorte de végétal absolument dépourvu d'intelligence (V. p. 38).

La démence est donc une terminaison de l'aliénation mentale. Elle peut néanmoins, en un cas parfaitement défini, être le symptôme précoce d'une maladie dans laquelle on constate simultanément des troubles de la marche. Cette maladie a, pour ces raisons, reçu la désignation de *démence paralytique* ou *paralysie générale*. Toutes les fois que ce diagnostic sera posé par le médecin, l'infirmier saura quels genres de soins il comportera, puisque l'aliéné *paralytique général* sera la proie de tous les accidents propres au dément et au paralytique.

La démence des vieillards, dite *démence sénile*, mérite encore d'être relevée pour les mêmes causes. On reçoit beaucoup de ces déments dans les asiles. Les périodes d'excitation auxquelles ils sont en proie nécessitent en effet une surveillance convenable bien avant que les facultés mentales soient radicalement anéanties et que cet anéantissement les réduise à l'impuissance.

6° *Folie épileptique*. — On y doit distinguer le caractère difficile, ombrageux, querelleur, violent, sournois et comploteur de ce genre d'aliénés; les périodes d'excitation accompagnées d'impulsions bestiales et sauvages qui précèdent, suivent ou remplacent les attaques convulsives; l'attaque convulsive elle-même, complète ou incomplète, souvent réduite à des vertiges, à des absences légères, ou transformée en un accès de manie avec hallucinations, illusions, impulsions terribles (V. tome III, p. 300, article *Épilepsie*).

7° *Folie hystérique.* — Beaucoup de bruit pour rien en ce qui regarde la grande attaque, mais il faut cependant se préoccuper de ces grands mouvements, empêcher que la malade ne se blesse. Les formes mentales sont variées ; elles comprennent : l'excitation, la dépression, l'extase plus ou moins cataleptoïde, l'illumination avec concentration de l'esprit, et s'expliquent par des hallucinations souvent d'ordre religieux et en même temps sensuel, souvent aussi de nature effrayante. En dehors des attaques convulsives ou mentales, caractère bizarre, original, fantasque ; ces aliénées bousculent les personnes qui les entourent, sans les maltraiter. Ce sont des natures exagérées dans leurs amitiés et leurs inimitiés mais exemptes en général de méchanceté, dont l'humeur est éminemment changeante (V. tome III, p. 302, art. *Hystérie*).

CHAPITRE III

Assistance des aliénés. Quartiers d'aliénés.

Assister un aliéné, c'est s'occuper de sa santé matérielle et de la tranquillité, de l'ordre, de la bonne tenue du quartier où il vit. Le milieu dans lequel on le fait vivre n'est apte à lui rendre la santé, la raison, qu'à la condition d'être hygiénique et d'offrir tous les éléments des soins de famille sans en présenter les inconvénients, c'est-à-dire les excitations dues à la société. Ces deux conditions fondamentales ne peuvent être remplies dans un aussi grand espace que l'est un asile ou un quartier d'aliénés que par une attention et une méthode soutenues. Le règlement de l'établissement se charge de pourvoir à la distribution des opérations de la vie et en même temps à en assurer les provisions ; il ne reste donc à l'infirmier qu'à forcer chacun, par une douce fermeté, à se conformer rigoureusement aux prescriptions du règlement et à veiller dans les détails à sa stricte application. L'ordre intérieur est le traitement moral de l'aliéné ; savoir, pour l'obtenir, prendre ses malades, les préserver les uns des autres, et leur faire exécuter ce que l'on désire, n'est pas si impraticable qu'on le pourrait penser, parce que, généralement, ils demeurent isolés dans leur délire ou dans leur état mental, sans guère se préoccuper de leurs commensaux. Les épileptiques eux-mêmes, faiseurs de complots par excellence, se vantent le plus souvent à l'avance de leurs projets ou se dénoncent prématurément par menaces et gloriole automatiques ; ils pratiquent en outre la délation, de sorte que, sans avoir recours à des moyens de gouvernement répugnants, on ne tarde pas à savoir tenir compte de ce que l'on entend maladroitement énoncer. Et puis enfin, il en est de ce chapitre du traitement comme des autres préceptes ; les incidents sérieux exigent l'intervention immédiate de l'interne de garde à qui appartiennent les mesures d'isolement total, de séclusion, ou toute autre prescription vis-à-vis des aliénés lui paraissant en avoir besoin.

D'ordinaire les aliénés sont à peu près répartis par catégories d'affection mentale. Cette disposition, qui offre au point de vue médical beaucoup d'avantages, est favorable à la surveillance et à l'administration intérieure des quartiers. On trouve par exemple, surtout dans les asiles neufs et dans ceux qui ont encore échappé à l'encombrement, des quartiers : d'*admission* et de *surveillance continue* ; — d'*agités* ; — de *semi-agités* ; — de *cellules* ; — de *tranquilles* ; — de *gâteux* et de *malpropres* ; — d'*épileptiques* et de *convulsifs* ; — d'*idiots* et d'*imbéciles adultes* ; — d'*idiots* et d'*imbéciles enfants* ; — d'*infirmes* et de *vieillards* ; — de *déments propres* ; — de *pensionnaires à classes séparées* ; — d'*infirmerie* avec une section d'*isolement pour les affections contagieuses*.

Peu importe au point de vue de l'aliénation mentale la dénomination du quartier ; ce qui intéresse l'infirmier, ce sont les soins à donner selon la nature des accidents ou l'état, soit matériel, soit moral, de ceux qui lui sont confiés. Pour remplir sa mission, il lui faut posséder un certain nombre de préceptes qui dans la pratique règlent sa manière d'agir générale. Il doit en outre être capable de modifier sa façon de faire d'après des indications précises, des cas nettement déterminés. Considérés à ce point de vue, les aliénés seront utilement divisés en deux grandes classes : celle des aliénés quelconques, celle des aliénés atteints d'une maladie ordinaire compliquant leur affection mentale. La première pourrait encore comporter le titre de service de l'asile en général ; la répartition des quartiers d'après la forme mentale est ici illusoire au point de vue du traitement, car les symptômes seuls sont des indications du genre de conduite à tenir, et ces symptômes se rencontrent presque à tort et à travers au sein des quartiers par suite des nécessités administratives, de la marche de la maladie, et d'autres considérations techniques. C'est dans ce chapitre que nous allons leur consacrer une analyse aussi détaillée que possible dans un but professionnel. La classe des aliénés souffrants, autrement dit le service des infirmeries sera étudié dans le quatrième chapitre pour les motifs auxquels nous réserverons d'ailleurs un alinéa spécial.

L'*assistance des aliénés* comporte : 1° Les *Soins de la santé physique* ; — 2° Les *Soins administratifs ou moraux* de la maladie mentale.

1° *Soins de la santé physique.* — Ce sont des soins de préservation qu'il s'agit ici, soins d'une extrême importance pour deux raisons. La première, c'est que les troubles mentaux sont une fraction de troubles nerveux connus ou mal connus mais certains, et que, par conséquent, ils sont dans une étroite relation avec la santé générale. Chacun sait combien l'on est souffrant quand on est affecté d'un malaise nerveux. La seconde, c'est que chaque pavillon, chaque quartier contient un nombre imposant d'habitants ; la vie commune y exige donc de minutieuses précautions. L'hygiène, la propreté (V. tome III, p. 4) des dortoirs, des salles de réunion, des chambres, des réfectoires, des lavabos, des lieux d'aisances, des cours, des greniers, des offices, et leur désinfection, s'imposent au premier chef. On peut en outre être convaincu que les soins du corps, d'une si grande valeur chez les individus sains d'esprit (V. tome V) exerceront sur l'état intellectuel du malade une heureuse influence; à plus forte raison faut-il y veiller chez ceux des aliénés incapables de s'occuper de leur propreté personnelle, soit que leurs délires les absorbent, soit que leurs facultés aient à ce point baissé. Il en sera de même à l'égard des vêtements. Tout ce qui concerne ces soins a été exposé dans le tome V : *Hygiène.*

On s'en inspirera du reste pour régler le travail et l'exercice. Mais, ici comme en tout ce qui a trait aux questions de fonds, on ne se permettra rien sans avoir reçu les ordres du médecin. En revanche, l'application et le détail de chaque heure appartiennent à l'infirmier dont le concours éclairé et judicieux est véritablement précieux (c'est pourquoi son instruction professionnelle est un bienfait). Ainsi, on apporte la quantité de nourriture désignée pour un chiffre d'aliénés fixé, on y ajoute les régimes spéciaux prescrits par le médecin. Ce qu'un bon infirmier a à faire, c'est à en effectuer la bonne distribution, la répartition équitable ; il veillera à ce que chaque aliéné mange réellement et mâche complètement ses aliments. C'est encore son devoir en présence des médicaments ordonnés.

Les *fonctions du corps* seront à tout instant examinées, celles de l'intestin notamment méritent une attention scrupuleuse. L'hygiène individuelle se juge en grande partie à la façon dont les organes éliminent, rejettent ce qui n'est plus utile, ce qui deviendrait nuisible. Puis, les aliénés sont souvent en proie à des troubles digestifs. Ainsi l'intestin du paralytique général présente fréquemment de la paresse ; on en constate encore chez l'épileptique, chez certain délirants, et il n'est pas douteux que c'est alors que se produisent des accès d'excitation, et des attaques de congestion cérébrale. Donc, chez les aliénés plus encore que chez les malades ordinaires, l'infirmier et l'infirmière doivent veiller à la régularité des garde-robes et signaler tous les troubles de la digestion.

Les *maladies intercurrentes* sont fréquentes chez les aliénés : ils résistent moins bien que les personnes saines d'esprit. L'infirmier et l'infirmière doivent prendre les plus grandes précautions pour en diminuer le nombre ; veiller à ce que les malades soient convenablement couverts, réparer le désordre de leurs vêtements, empêcher qu'il ne s'exposent au froid, à la pluie, aux courants d'air, etc. Généralement aussi, les aliénés, absorbés par leur délire ou intellectuellement très affaiblis, n'attirent pas l'attention sur les phénomènes physiques qu'ils éprouvent : toux, oppression, expectoration, perte d'appétit, vomissements, constipation, amaigrissement, hémorragies, faiblesse de la marche, contusions, etc. Un bon infirmier, une bonne infirmière, doivent noter toutes ces particularités et les signaler au médecin.

L'aliéné est un enfant, il n'y aura jamais excès d'attention, de sollicitude, d'affection en toutes circonstances. A toute minute du jour et de la nuit, au dedans, comme au dehors, un coup d'œil actif et compétent sur lui. Quand il se repose, que le dortoir soit tranquille ; quand il mange, qu'il mange comme il faut, etc...

Plusieurs fois chaque jour les *gâteux*, les malpropres, les paralytiques seront essuyés, lavés, séchés, pansés à l'aide des substances ordonnées par le médecin, si l'on veut éviter qu'ils ne soient une source d'infection, que leur peau ne s'altère et ne finisse par se gangréner. La tête et le cuir chevelu seront visités le plus souvent possible et nettoyés au savon pur ou au besoin à l'aide de préparations contre la vermine, dans l'intérêt de chacun comme dans celui de tous. Les paralytiques généraux, les stupides, les épileptiques qui sortent d'un état de mal (accès répétés coup sur coup, se succédant les uns aux autres, sans retour de la connaissance), les idiots, les aliénés voraces de plusieurs genres, ne seront pas perdus dans la foule au moment des repas, on ne les abandonnera pas à eux-mêmes quand ils mangent; bien plus, on leur présentera une alimentation liquide ou molle dont le hachis sera facile à dissocier, ou de menus morceaux dont on fractionnera l'ingestion, sans cela ils s'étoufferont en avalant de travers, c'est-à-dire en laissant tomber dans leurs voies aériennes des fragments alimentaires; c'est ce qui arrivera aussi à ceux qui ont la mauvaise habitude d'ingérer des corps étrangers ou les avalent à dessein dans un but de suicide.

En cas d'engoûment ou de suffocation par les aliments on prévient immédiatement l'interne de garde; en attendant, on place le malheureux la tête en bas sur une natte, à terre, et on commence à écarter les dents à l'aide du manche d'une cuiller; on intercale un morceau de liège ou de bois entre les arcades dentaires, puis, faisant tenir la tête et l'instrument à un assistant, on introduit doucement les doigts de façon à ramener d'abord les objets ou les aliments qui n'ont pas encore dépassé la cavité buccale ou l'isthme du gosier (V. t. I, *Anatomie*, page 67), on chatouille enfin le voile du palais, action qui provoque chez le malade des efforts de vomissement et lui fait rejeter généralement sur-le-champ une grande partie de ce qu'il a ingéré. L'introduction douce et lente des doigts est de rigueur, sinon, en pénétrant trop brusquement et trop brutalement, on risquerait de blesser l'aliéné et de compléter sa suffocation en enfonçant soi-même plus avant les objets ou les aliments; on terminerait l'obstruction du larynx, on tuerait son malade.

Tels sont les principes fondamentaux qui serviront de guides : la pratique apprendra le reste.

Le refus de *nourriture* sera combattu de plusieurs façons. D'abord par des encouragements. Puis, en présentant des mets appétissants, dont le fumet engage,aux heures ordinaires des repas,ou, dans l'intervalle, en dehors des autres malades. Enfin, en montrant à l'aliéné l'inutilité de sa persistance, ou en lui laissant croire qu'il mange en cachette, sans qu'on le voit, des mets dérobés. En tout cas l'*alimentation forcée* (voy. plus loin) ne sera exécutée que sur l'ordre et par la main du médecin.

On s'arrangera de manière à empêcher les malades d'avaler des feuilles d'arbres, des objets étrangers et malpropres, des animaux, etc. On surveillera encore spécialement la voracité, l'avidité gloutonne, le vol des aliments des voisins.

Les costumes baroques ou fantasques seront prohibés.

Le *gâtisme* dû, non plus à une perturbation passive dans les fonctions des centres nerveux, mais à une perversion de l'activité mentale, le gâtisme dû à un délire systématique, sera combattu par la conduite régulière de l'aliéné aux cabinets d'aisance, en l'y surveillan bien. Tantôt en effet l'aliéné laisse exprès échappe matières et urines dans son pantalon, tantôt, au con traire, ne voulant pas céder, par délire, au besoi d'aller aux cabinets, il se trouve forcé par la néces sité, car il vient un moment où il ne peut plus se reten et laisse tout échapper. Or, si, comme pour l'enfant qu l'on désire rendre propre, on s'exerce sans relâche provoquer ses selles, à les discipliner en quelqu sorte, on parvient à le guérir d'un inconvénient nuisibl à lui comme à ceux qui l'entourent, sauf à change ultérieurement le cours de ses idées.

De toutes façons, la surveillance doit se rendre ma tresse des habitudes consistant à jouer avec ses excré ments, à s'en barbouiller, à en manger, à se rouler da la fange ou la gadoue. Y veiller et réussir à le en empêcher, c'est, qu'on ne l'oublie pas, relever l'éta mental. Jusque dans les cas les plus désespérés tel que dans l'idiotie ou dans les lésions graves des centre nerveux, il faut agir. Ainsi les gâteux, les déments le plus hébétés ne seront pas maintenus constammen attachés sur un fauteuil et laissés à leur affaissemen physique et moral. On les habillera, de même que le êtres les plus relevés, on les forcera à marcher, à alle à venir, on tentera même de les faire causer, d'allume les quelques lueurs intellectuelles que l'on pourr saisir en eux. Sans doute, par ce système, on obtien des progrès plus sensibles chez l'idiot que chez l dément parce que, chez le premier, on agit sur de organes dont les éléments, encore sains, en voie de dé veloppement, acquièrent une activité qui se perdrai sans cet exercice, tandis que les mêmes désordres son chez le dément l'effet d'une usure généralisée, progres sive, d'ordinaire irrémédiable. Mais il n'en est pa moins vrai qu'on n'a pas le droit de laisser croupir su un fauteuil indéfiniment, liés et perdant sous eux leurs matières, les êtres les plus dégénérés. Et la preuve nous l'empruntons à l'expérience. Par la sollicitation méthodique de toutes les fonctions, on remédie chez les malades le plus éprouvés, à bien des infirmités, dans une large mesure ; on voit guérir des chutes de l'intestin qu'avait favorisées la continuité du gâtisme non traité, et l'on assiste souvent à une certaine rénovation physique et morale. Les cas qui paraissaient les plus désespérés nous induisent parfois en erreur : n'existe-t-il pas une forme aiguë de la démence qui simule la forme chronique? Vous pouvez donc avoir affaire à une démence aiguë qui guérira d'autant plus vite que l'on prendra toutes ces précautions et qui, au contraire, pourra s'éterniser, devenir incurable, ou laisser après elle des lacunes intellectuelles ineffaçables, si l'on n'a pas agi ainsi que nous venons de le dire. Ingéniez-vous donc à prodiguer des soins actifs, sensés, bien réglés. La récompense ne se fera pas attendre. Au lieu d'un quartier infect, insupportable et honteux, vous aurez un quartier riant, bien ordonné, vous faisant honneur et ne vous causant ni peines, ni soucis, ni reproches.

Du travail des aliénés. — Ce n'est ni le montant, ni la valeur de l'ouvrage qui importe. L'épeluchage de la laine, par exemple, cette occupation mécanique d'une primitive simplicité, sert souvent de dérivatif, ainsi que nous l'avons spécifié plus haut, à de solides gaillardes impulsives ou revêches. En agissant sur le corps elle régularise les courants nerveux et s'adresse de cette façon à l'esprit. Une occupation quelconque dissipe les idées maladives, change l'humeur, transforme l'intimité de la personne. Au quartier (soins du ménage), au jardin, dans l'atelier, à la ferme, à la buanderie, à l'ouvroir, dans les bureaux ou dans les magasins, ou trouve autant d'éléments d'occupation. La continuité du travail est obligatoire ; c'est à l'infirmier d'y tenir la main, par des moyens déjà mis en lumière, sans heurter les aliénés, sans exagération. A chacun sa tâche, à chacun l'assiduité à cette tâche. Il ne faut exiger de l'aliéné que ce qu'il peut donner et ne jamais le considérer comme un travailleur ordinaire. Si, au bout d'une heure, de deux heures, il n'est plus à sa besogne, mieux vaut le faire rentrer à son quartier.

Il en sera de même à l'égard des *divertissements* de toute nature, on les encouragera sans excès, on les graduera ; on évitera surtout qu'ils ne dégénèrent en discussions. Au surplus, la nature de ces divertissements et les heures auxquelles on peut s'y livrer, DOIVENT *être, comme toute chose à l'asile*, réglées par le médecin.

Des évasions. — Le meilleur moyen à employer pour les éviter, c'est la vigilance, sans qu'il soit besoin d'affecter des manières de geôliers. Sans doute les aliénés devront sentir les effets de la surveillance, mais d'une surveillance protectrice plutôt que contentrice ; il convient, permettez-moi cette expression, qu'ils ne puissent s'évader, non pas parce que le chien de garde pourrait mordre, mais parce que les infirmiers s'intéressent à eux et les intéressent à une besogne, à une promenade, à un exercice utile et attachant. On adoucit de cette façon les rigueurs de l'internement. *Plus un asile ressemblera à un hôpital* — et c'est là le but que poursuivent les aliénistes contemporains vraiment soucieux du progrès — plus on s'efforcera d'assimiler les ateliers, la ferme, etc..., aux ateliers, aux fermes ordinaires, l'ouvroir à un lieu de réunion, où l'on s'occupe des ouvrages de la maison, etc..., moins l'aliéné songera à s'évader. Il est vrai que, même alors, il en est qui, à certaines périodes, par délire ou par impulsion inconsciente, s'enfuiront n'importe où, n'importe comment. Il s'agira de les perdre encore moins de vue que les autres, de les placer auprès de soi, de les stimuler plus encore au travail et de les faire sortir beaucoup. On se dira en agissant ainsi que l'autorité que l'on exerce ne vise que l'intérêt du malade; son évasion, c'est le retour sans ressources dans un milieu nuisible, c'est l'imprévu d'un voyage dans les plus défavorables conditions, c'est le suicide possible, c'est la source d'une foule d'accidents, c'est, pour le moins, l'interruption d'un mode de traitement qui peut rendre à la société un membre redevenu utile mais aujourd'hui inutilisable, sinon dangereux. De là cette précaution. Connaître exactement le nombre des malades qui vous sont confiés, les compter avant, les compter après toute sortie; inspecter fréquemment, en procédant à la même numération, réfectoires, dortoirs, cours, salles de réunions. Grouper à la maison les aliénés dans les mêmes salles du rez-de-chaussée ou du même quartier.

La *prophylaxie du suicide* (prophylaxie veut dire préservation) s'opère au moyen de la même prudence mais en modifiant la surveillance du train que voici. Tout aliéné ayant des idées de suicide ou de la tendance au suicide est, sur l'ordre du médecin, placé sous la direction constante et immédiate d'un infirmier qui a le devoir de ne quitter ni perdre de vue son malade. Les aliénés suicides sont souvent extrêmement rusés dans la recherche et la pratique des procédés de se détruire. Evidemment l'infirmier a lui-même, de temps à autre, besoin de s'absenter ; mais il conserve, qu'il le sache bien, la responsabilité tout entière ; il devra, par conséquent faire désigner d'avance quel est celui de ses collègues qui momentanément prendra sa place. Les instruments tels que, ciseaux, rasoirs, couteaux, etc., etc., ou tout autre objet propre à servir au suicide, seront rigoureusement bannis de la pièce, serrés sous clef quand on ne s'en sert pas, et comptés au moment de la distribution aux travailleurs qui en ont besoin, de façon à ce que, après le travail, on en retrouve exactement le nombre, afin qu'en un mot il n'en soit pas dérobé. Les médicaments seront pour le même motif, placés en lieu sûr ; les poches et les vêtements seront fouillés, sans ostentation, le soir après le coucher. C'est surtout le matin au réveil, à jeûn, que les mélancoliques présentent de l'exacerbation, leurs sensations de désespoir et d'angoisse sont, de même que leurs hallucinations, moins vives quand ils ont l'estomac plein : c'est, par suite, le moment de la surveillance la plus active, et il est en outre indiqué de leur offrir au saut du lit des aliments chauds.

Prophylaxie de l'homicide. — Des occupations convenables, une surveillance efficace et continue, un nombre suffisant d'infirmiers prêts à entourer le malade capable de violences et à le maintenir, en voilà le fonds ! Une cellule à proximité constitue le procédé le plus rapide et le plus actif d'intervention, en même temps qu'elle évite des luttes et qu'elle représente par l'isolement qu'elle produit, le médicament. On prévient simultanément, l'interne de garde. Les aliénés homicides doivent coucher dans des chambres séparées, disposées dans les conditions voulues pour la surveillance et en même temps la protection des personnes de service ou des autres aliénés. Les aliénés de cette catégorie prennent souvent en grippe certains de leurs compagnons (persécuteurs imaginaires, boucs émissaires du Très-Haut, etc.). Ne pas oublier d'en prévenir le médecin qui n'hésite pas, en pareil cas, à changer l'un ou l'autre de quartier, et à diriger contre l'aliéné homicide un traitement plus vigoureux, car il y a, dans cet état comme dans tout autre état mental, des périodes d'exagération maladive. C'est l'histoire de l'irritabilité, éminemment dangereuse pour ceux qui l'entourent, de l'épileptique avant ou après les accès : il se précipite aveuglément sur n'importe qui et l'assomme. Qui connaît ces convulsifs voit, à leur humeur, quelques jours ou quelques heures auparavant, ce qui peut arriver ; en leur persuadant de se coucher, ou de se reposer en silence, on évite souvent de grands malheurs ; la séclusion (réclusion médicale en cellule) est également favorable, à la condition qu'elle ait lieu dans un petit jardin cellulaire, c'est-à-dire en plein air.

Intervention directe de l'infirmier. — L'infirmier est cependant souvent obligé de s'interposer, de payer de sa personne, afin de prévenir des luttes. Ici son intervention exige de la méthode. *Il ne faut pas qu'il soit frappé par les malades*, PAS PLUS QU'IL NE FAUT QUE SOUS AUCUN PRÉTEXTE, et par suite de n'importe quel événement, IL LES FRAPPE ou les blesse. C'est sans colère, par système, en employant simplement la force nécessaire, mais en la graduant prudemment, que les aliénés seront maîtrisés et conduits où le médecin le prescrit. Un infirmier ne doit donc jamais intervenir seul ; il faut qu'il ait toujours recours à un assistant au moins, mieux vaut à deux ou même à trois. A la moindre alerte, ils se réunissent et entourent l'aliéné excité et violent ; ils lui prennent les bras et les jambes et le maintiennent, en l'immobilisant, à une certaine distance du sol, *sans jamais le comprimer*. Pas de combat, pas de compression sur le parquet, pas de pesées exercées sur les organes ni les membres : la force est exactement dosée comme lorsqu'on se propose de déplacer un corps lourd. On surveillera dans le transport la tête du malade, en se méfiant des morsures. On préviendra sans tarder l'interne de garde qui prendra une détermination : la mise de la *camisole*, des *entraves*, du *maillot*, l'administration d'un *bain prolongé*, la *cellule* (Voyez tome III, p. 270). Il est bien entendu que l'infirmier n'agira que si l'aliéné devient effectivement nuisible. Son irritabilité, sa turbulence peuvent se borner à des querelles ; éloignez en ce cas celui des deux malades qui se montrera le plus maniable, le plus accessible à la persuasion, et laissez l'autre seul s'il n'y a pas de danger. En ce qui vous concerne, ne prêtez pas d'attention morale à ces manifestations de la maladie quand votre propre sécurité ne l'exige pas.

L'ensemble des recommandations que nous venons de prodiguer suppose que l'on connaît bien les malades avec lesquels on est en relations. Mais, pour les connaître, il va de soi qu'il faut les avoir vus et gardés de très près pendant les premiers jours et les premières semaines de leur arrivée dans le quartier. On possède généralement dès leur entrée dans le service les principaux caractères de la nature de leur maladie, ou de ses symptômes, on est déjà mis en éveil contre une catégorie d'éventualités possibles ; mais on ignore le fonds de leur allure, de leur conduite, sinon dès le début de l'affection mentale, en ville, ou dans un autre quartier, du moins à partir de l'époque où ils vous sont confiés à vous personnellement. L'examen des premiers temps sera donc tout de précaution. Les vieillards déments, par exemple (*déments séniles*), sont parfois des agités, mais des agités d'une très grande faiblesse physique. Aussi ont-ils toutes chances d'être les artisans d'accidents dont ils sont ensuite victimes; en second lieu, l'excès d'agitation épuise leurs forces, comme il arrive au cours de deux maladies mentales tellement aiguës qu'elles ressemblent à ce qu'on appelle communément un transport au cerveau, nous voulons parler du DÉLIRE AIGU (ainsi nommé à cause de l'extrême agitation) et du *délire tremblant* (*delirium tremens*) des alcooliques. Ces malades doivent être tenus au lit.

Épileptiques et hystériques. — Les *épileptiques*, presque toujours surpris sans avertissement par la chute brusque qui constitue le début de l'accès, tombent en quelque lieu qu'ils se trouvent, dans le feu. s'ils sont près du feu, dans un trou s'ils sont occupés à un terrassement au-dessus d'une cavité, dans une fosse, au fond d'une baignoire. On se conduira à leur égard d'après cet enseignement, sans trop se fier à ce que nous avons dit plus haut au sujet du changement d'humeur qui précède les accès, car ce changement d'humeur peut les suivre et vous induire ainsi en erreur. Ces précautions vont de pair avec toutes les prescriptions médicales. Maintenant près de soi ceux qui sont, suivant toute probabilité, en passe d'avoir des accès, on se tient prêt à les assister. On sait que cette assistance consiste à glisser sous le tronc et la tête de celui qui tombe une série de coussins propres à le protéger (V. tome III, p. 300), à préserver ses membres des corps durs avoisinants, à le coucher, afin qu'il puisse dormir convenablement après ces secousses. Il serait bon aussi que les réfectoires, les salles de réunion, les ateliers de chaque quartier de convulsifs fussent pourvus d'un lit de camp

placé dans un coin de la pièce et protégé par une b
lustrade, afin qu'on séparât en temps opportun
malade en accès de ses camarades et qu'on lui perr
de se reposer (1). Ces lits seraient particulièreme
précieux quand on a à traiter les attaques à gran
mouvements des hystériques ou des hystéro-épilep
ques et à surveiller la ceinture compressive ovarien
(V. tome III, p. 300).

1. Ces lits existent dans les ateliers et les écoles de la sect
des enfants de Bicêtre.

CHAPITRE IV

Assistance des aliénés malades: Infirmeries.

L'*infirmerie* constitue un quartier spécial dans les asiles d'aliénés. Elle se compose d'habitude de plusieurs salles et de chambres séparées. Elle est destinée à recevoir: 1° les aliénés atteints de maladies intercurrentes aiguës ou chroniques (fluxions de poitrine, fièvres, érysipèle, phtisie pulmonaire, etc., etc.) ; — 2° ou bien des aliénés offrant des complications qui dépendent de leur aliénation mentale (marasme, escarres, etc.) ; — 3° ou encore certains malades qui exigent une surveillance constante ; — 4° l'infirmerie sert aussi au traitement des maladies contagieuses (chambres isolées) quand il n'existe pas un *pavillon spécial* pour ce genre de maladies.

Comme on le voit l'*infirmerie* d'un asile se rapproche tout à fait d'une salle ordinaire d'un hôpital consacré aux maladies aiguës.

Par conséquent, il faut de toute nécessité que l'infirmier et l'infirmière des asiles d'aliénés possèdent toutes les connaissances que doivent avoir les infirmiers et infirmières des hôpitaux. La seule différence qui existe entre une *salle d'hôpital et l'infirmerie d'un asile* — et elle est très importante — c'est qu'on a affaire, dans le cas qui nous occupe, à des personnes qui, n'ayant plus leur raison, ne peuvent guère renseigner sur leur état, ni collaborer en quelque sorte à la surveillance de la salle. D'où la nécessité d'une surveillance encore plus méticuleuse.

Rappelons tout d'abord que la plus grande rigueur doit présider aux opérations suivantes: *Ventilation — Eclairage — Nettoyage.* Ces soins réclament des infirmiers de perpétuelles répétitions, les troubles mentaux devenant l'origine de mille foyers infectieux. Tel malade aura gardé et caché dans son lit des objets sales ou capables de fermenter; tel autre ne voudra pas quitter son gilet de flanelle sale qui lui tient plus chaud qu'un propre ou qui est garni de diamants, etc. etc; celui-ci saisira son bassin ou son pot de tisane et renversera tout dans le lit en voulant se faire des lotions d'urine ou d'une infusion médicamenteuse sur certaines parties du corps; un autre aura réussi à apporter du dehors un oiseau mort, ou des limaces, leur attribuant des propriétés hygiéniques, et ainsi de suite. La tâche est généralement facilitée par les dispositions architecturales dont les engins devront jouer facilement tout en étant doués d'une innocuité absolue et en même temps d'un mécanisme échappant à l'action des malades. Accès de l'air et de la lumière sans intervention de courants trop froids ou de faisceaux trop vifs; possibilité de lavages systématiques, antiseptiques, sans danger d'humidité ni d'imprégnation des chambres; dégagements entraînant les ordures et les matières dès leur fabrication; appareils débarrassant, en un clin d'œil, les locaux de tout le matériel sale (linges, vêtements, ustensiles): voilà l'idéal. Une semblable installation rendrait impardonnable la négligence.

Un aliéné malade impose les devoirs d'une assiduité infatigable. De même qu'on le fait pour les enfants, on tâtera leur peau, leurs pieds, on regardera par soi-même plusieurs fois par jour et surtout la nuit l'état de propreté de leurs lits. Ceux-mêmes qui ne sont pas gâteux se laissent aisément salir ; il importe de les changer le plus près possible de cet accident. Il faut également décider, par ce que l'on voit, de l'opportunité de les couvrir davantage ou au contraire d'alléger le poids de leurs couvertures ; ce qu'ils disent ne correspond souvent aucunement avec ce qu'ils ressentent, et, inversement, tels malades délirants récupèrent fréquemment, sous l'influence d'une affection aiguë, fébrile, une grande partie de leur raison. Il importe de s'habituer par la vue, l'odorat, le toucher, à apprécier la vraie situation d'un malade de ce genre. D'où la nécessité d'avoir constamment à sa disposition: eau chaude, draps et couvertures tenus dans une étuve tiède, ouate hydrophile, solutions antiseptiques : ces précautions permettront de parer aux nécessités les plus impérieuses.

Ce n'est pas non plus qu'il faille pour un oui ou pour un non défaire et refaire le lit, remuer les malades. Il suffit souvent de dégager et secouer telle ou telle pièce de literie, de glisser une alèze sous le siège, de placer une bouillotte d'eau chaude aux pieds. En cas d'accidents sérieux, on appelle l'interne de garde.

Ces accidents sérieux ne sont pas toujours aisés à démêler chez les aliénés. Chacun d'eux a ses allures ainsi que chaque genre d'enfants. Il s'agit par conséquent de les étudier et de s'en préoccuper ; quand on en a pour ainsi dire photographié le type en sa mémoire, le moindre changement surprend, et, par suite, met sur la piste d'un nouveau phénomène. L'observation de la maladie même se confond avec celle de la même maladie chez les individus non aliénés. Dès que le médecin aura formulé, sinon le diagnostic, du moins le groupe de perturbations qui lui semblent à redouter, l'infirmier n'aura qu'à se reporter aux troubles correspondants déjà étudiés dans le *Manuel* pour devenir un garde-malade expérimenté.

Nous ne voyons rien à ajouter aux conseils qui concernent la besogne relative à la *prise de la température*, aux *pansements*, aux *lotions*, *fomentations*, *cataplasmes*, *lavements*, *bains*, *douches*, *affusions*, *suppositoires*, *draps mouillés*, aux *signes morbides du côté de la respiration*, du *cœur*, des *intestins*, etc., etc. La seule différence provient justement de cet état mental dont nous venons de parler et qui impose à l'infirmier l'obligation d'user des mêmes moyens de douceur et de surveillance qu'à l'égard de l'enfant.

Ainsi la *prise de température* est parfois pleine de délicatesse. Il faut que cette opération soit effectuée vite et bien, par l'endroit du corps le plus aisément accessible, selon la façon dont le patient interprète cette manœuvre et s'y prête. On choisira en tous les cas le thermomètre à maxima, très sensible. On évitera de contrarier ni de déplacer le malade ; on évitera principalement de prétendre prendre la température de vive force. Chez les agités, en écartant légèrement les cuisses du malade couché sur le côté, les cuisses étant fléchies sur le bassin, l'introduction du thermomètre par le rectum est des plus simples, cette manœuvre exige trois personnes et la direction d'un interne. Le *pouls* d'un agité se perçoit très bien en attirant à soi la manche de la camisole, en saisissant la main droite du malade de sa main droite, en appuyant légèrement son bras gauche sur l'avant-bras droit du malade découvert, et glissant sa main gauche sur la région radiale : on compte dans cette situation les battements de l'artère à haute voix, tandis qu'un autre infirmier muni d'une montre à secondes vous arrête au quart de minute ; on multiplie le chiffre obtenu par quatre ; cet exercice doit être exécuté à deux reprises différentes.

Le *maintien des cataplasmes et des pièces de pansement* exige un assujettissement solide. Au besoin, on coudra par-dessus l'appareil une serviette solidement fixée et formant aux deux extrémités supérieure et inférieure de l'enveloppe un manchon, une bourse, dont les bords s'appliquent hermétiquement contre la peau. Il peut être nécessaire de mettre la camisole afin d'immobiliser les bras du terrible touche-à-tout. Cette camisole sera modifiée, selon les circonstances, de façon à ce qu'elle contienne convenablement, sans serrer et surtout sans déchirer la peau ; on la doublera au besoin ; on y pratiquera aussi des fenêtres lacées qui, intelligemment ménagées, permettront d'atteindre aisément les parties malades et le pansement à surveiller : c'est une question d'industrie de la part de l'infirmier. L'emploi des épingles pour maintenir les pièces du pansement, déjà médiocre chez les malades ordinaires, doit être proscrit chez les aliénés : il faut toujours coudre ces pièces solidement.

L'*administration d'un lavement* à un aliéné rebelle appelle le concours de plusieurs aides, l'usage d'une canule souple et même d'un long tube de caoutchouc introduit assez loin dans l'intestin, le liquide, pénétrant de lui-même, par son propre poids, à une certaine distance et à une certaine hauteur dans l'intestin à déblayer. Ici encore l'intervention démonstrative de l'interne est absolument rigoureuse. Même observation pour l'application des suppositoires.

Les *gargarismes* méritent une attention spéciale. Cet aliéné-ci ne voudra pas se gargariser. Cet autre avalera le liquide, ce qui ne laisse pas que d'offrir quelque inconvénient et parfois du danger, ou, en tout cas, ne remplit pas le but proposé. Ces détails tracent le devoir de l'infirmier. Avertir le médecin qui prévoit les substances produisant par administration interne le but voulu, ou change le gargarisme pour un collutoire, prescrit la cravate froide ou le cataplasme chaud autour du cou. En ce dernier cas, nouvelle surveillance, quand, par exemple, on a affaire à un aliéné suicide. On évitera qu'il ne s'étrangle en disposant l'appareil lâchement, en n'en laissant pas pendre les chefs, en fixant les bras du malade le long du corps au moyen de la camisole, du manchon, du maillot.

L'*administration des bains, des bains de vapeur ou médicamenteux*, et l'application *du drap mouillé*, comportent toutes les précautions déjà signalées aux articles correspondants. Ces modes de traitement seront d'autant plus aisés que l'infirmerie sera plus à portée du local, ou plus complètement munie des engins et de l'agencement utiles. Après ces séances, s'imposent plus impérieusement encore vis-à-vis des aliénés que par rapport aux gens sains d'esprit les précautions d'usage ; les premiers étant plus émotifs que les seconds sont plus exposés aux accidents consécutifs. Cette remarque est encore plus vraie en ce qui concerne les affusions froides propres à combattre l'excès de température fébrile. L'emploi de cordiaux, de bassinoires, de serviettes chaudes, de boules d'eau, entrera sans tarder en scène.

S'il est un endroit où l'infirmier doit tenir un registre des médicaments qui lui ont été apportés de la pharmacie, c'est à coup sûr l'infirmerie de l'asile. Ce registre constitue une sorte d'état d'entrée des fioles et pilules rangées par séries quotidiennes conformément au cahier des prescriptions médicales. Ces séries contenues dans une ou plusieurs boîtes seront, à la suite de l'enregistrement, renfermées dans un placard fermant à clef. On ne les en tirera qu'au fur et à mesure de l'administration. Un tel ordre est indispensable pour un double motif. Première raison : il faut en suivre pas à pas, malade par malade, l'ingestion, les malades étant, comme nous l'avons exprimé, de grands enfants. Puis, il faut s'opposer à un larcin ; les idées délirantes qui passent par la cervelle des êtres déraisonnables sont de cent espèces ; il y a, on le conçoit, un intérêt capital à empêcher que des médicaments, souvent toxiques, n'en soient l'objet. Dès qu'un malade se refuse à prendre son remède, on prévient à la contre-visite, après avoir eu soin de serrer le remède inutilisé. Les remèdes inutilisés ne devront d'ailleurs pas être emmagasinés dans l'armoire en question, celle-ci ne devra pas devenir le réceptacle de remèdes amoncelés, il pourrait plus tard se commettre une erreur entre le grand nombre de ces médicaments. Un aliéné rusé pourrait un beau jour, défonçant ou forçant la porte de l'armoire, s'en faire une arme contre lui-même. On les renverra donc à la pharmacie. Ce n'est que grâce à un système aussi bien réglé de précautions que, dans une circonstance malheureuse, on démontrerait, tout en mettant les enquêteurs sur les traces des origines de l'accident, la parfaite régularité du service.

C'est également au service de l'infirmerie que ressortit l'*alimentation médicale*, celle qui réclame des mesures particulières, soit qu'il s'agisse de l'alimentation diététique (régimes urgents) des vrais malades maintenus pour une cause valable à l'infirmerie, soit qu'on ait affaire à l'alimentation connue sous le nom d'alimentation forcée. La première n'offre aucun caractère essentiel. Les mets sont administrés suivant prescription, cuits de la manière voulue à la grande cuisine ou à une cuisine distincte, peu importe. La seconde a déjà été traitée (tome III, page 304 et Chap. III, page 51). Ce que nous avons à dire en sus, c'est que les sitiophobes (aliénés jeûneurs endurcis), devront habiter le local de l'infirmerie parce que, ainsi qu'on l'a bien souvent démontré, ils sont matériellement affectés dans leur système digestif, dans cette partie du système nerveux qui préside aux échanges intimes, etc., etc., et, du reste, avant peu, insuffisamment traités au sein d'un quartier actif, ils s'affaibliraient et s'affaisseraient. Ce n'est pas tout. Ils assisteront aux repas plus choisis, plus succulents, plus aromatiques des convalescents ; l'infirmier s'en occupera davantage et les entraînera à manger par l'exemple et la confection de petits plats, ou, pénétrant plus à fond leur délire, il les convaincra, par des arguments et des faits adaptés à la contre-partie de leur système, de l'inutilité de leur sobriété. On les fera aussi assister à des séances d'alimentation forcée qui, observées chez les autres, les dégoûteront parfois d'une plus longue persistance. Nous engageons du reste à n'en venir à la sonde œsophagienne qu'après avoir essayé de l'alimentation rectale au moyen d'un long tube flexible, introduit très haut dans l'intestin, par lequel on fait descendre de son propre poids un mélange de peptone liquide, contenu dans un bock en verre gradué et élevé à la hauteur voulue. Peu importe d'ailleurs. Cela regarde les médecins.

Les *premiers soins à donner en cas d'accidents* s'adressent naturellement au service de l'infirmerie, puisque celle-ci est le réceptacle naturel des objets de secours. C'est en quelque sorte l'hôpital, en miniature, de l'asile. Ce sujet se trouve donc amplement traité dans le tome III, p. 17 du *Manuel*. Accidents purs (Voy. *fractures*, *luxations*, *plaies*, *hémorragies*), c'est-à-dire traumatiques ; ou complications imprévues et brusques telles que syncopes, apoplexies, lipothymies, épistaxis, étouffements, tentatives de suicide par empoisonnement ou autres, tous ces événements ont été passés en revue. La suffocation propre à l'engoûment alimentaire relève de l'assistance des quartiers. Nous l'avons décrite page 50.

Les *complications* des affections longues ne diffèrent pas non plus, au point de vue du traitement, ni des précautions à prendre chez les aliénés ni de celles que réclament les malades soignés à l'hôpital. Les troubles de la nutrition de la peau notamment se rencontrent, dans bien des conditions, en ville, sans qu'il y ait aliénation mentale. Le patient s'écorche ; puis la peau se gangrène. C'est ce qu'on nomme des *escarres*. Il en a été parlé au *Manuel* (page 49). Nous avons dans les pages qui précèdent (p. 49) recommandé l'examen fréquent, le lavage et la dessication répétés de la peau de tous les malades en état de paralysie, de démence, de gâtisme, couchés ou immobiles sur des bancs, nous avons insisté sur le traitement physique et moral, les déplacements, les nettoyages qu'il convenait de leur faire subir. Ces précautions concernent aussi ceux qui sont alités ; quand l'escarre est formée, on a recours aux pansements déjà mentionnés (V. p. 52) et à l'ensemble du traitement.

Nous devons encore donner quelques indications sur les soins que comporte une des plus lamentables situations de l'espèce humaine ; celle de la *grossesse chez les aliénées*. C'est à l'infirmerie, dans une chambre spéciale, en lui attachant une infirmière particulière, surtout pour la nuit, qu'on placera l'aliénée enceinte. Un auteur anglais conseille à ceux des gens de service qui n'ont pas reçu d'instruction spéciale relative aux accouchements, de ne pas se mêler d'une femme en travail. Le même conseil doit se répéter à propos de l'aliénée grosse. Il est bon cependant que toute infirmière soit mise en garde contre les événements qui peuvent se produire, parce que la surveillante spéciale peut être absente, et qu'au bout du compte tout s'apprend (V. 1re partie, p. 1). Rien n'est sérieux comme cette surveillance. Une aliénée paraît mue par un sentiment d'affection extrême pour cet enfant qui va venir au monde ; elle sera cependant empoignée brutalement par une idée délirante impétueuse qui la poussera à se faire avorter violemment ou avec dissimulation... Telle autre accouchera sans s'en apercevoir, sans souffrance aucune, après vous avoir en vain fait à plusieurs reprises chercher le médecin (fausse alerte). Et, voilà où l'événement devient grave, cette aliénée, accouchée inopinément, sans bruit, jouera inconsciemment avec l'enfant venu entre ses jambes, lui nuira sans malice ou exprès, n'appellera personne à son aide alors que l'intervention est obligatoire en cette dernière phase, et ne sera par conséquent pas délivrée ; ou bien elle se délivrera elle-même... et commettra une foule d'actes dangereux pour sa propre sécurité et pour celle de son nouveau-né. Le travail de l'accouchement, les suites de couches normales et pathologiques, exigent, en dehors de ces mesures de prudence, les mêmes manœuvres que celles dont on a dû prendre connaissance dans le tome IV, p. 3.

Il est d'usage que ce soient les personnes qui ont soigné les aliénés pendant qu'ils étaient malades qui leur fassent la toilette quand ils ont succombé : c'est ainsi que cela se passe dans les hôpitaux, dans les familles. C'est aussi ce qui a lieu dans un asile d'aliénés. La plupart des aliénés succombant à l'infirmerie, c'est par ce paragraphe que se doit terminer le chapitre des soins à donner aux aliénés malades. Mais le mentionner suffira, car l'ensevelissement de tout corps mort procède des mêmes formules n'importe où (1).

En résumé, nous vous avons fait connaître la nuance dont un asile d'aliénés colore l'assistance. C'est le traitement moral qui en forme le fond, depuis l'entrée de l'aliéné à l'établissement jusqu'à la sortie. Mais il ne faut pas croire que ce traitement moral, tout platonique, tout idéal, se prodigue sous forme de bonnes paroles, et de simples commandements hasardés, pour ainsi dire, au gré du vent. Il n'y a pas d'assistance qui ne procède de soins matériels ; il n'y a pas d'action morale qui n'ait pour base les soins du corps. Vous n'en imposerez à personne avec des phrases et des manières. Nous vous avons montré que tout avait sa cause organique et que le travail d'assistance le plus élevé, le moins terre à terre, puisait sa source dans les détails les plus positifs. Bon infirmier hospitalier, vous ne ferez un bon infirmier d'asile qu'en possédant les principes de l'assistance propre à la médecine générale ; les pages que nous venons de vous présenter vous ont expliqué surabondamment pourquoi et comment.

1. Voir t. III, p. 331.

TROISIÈME PARTIE

Administration des Médicaments.

CHAPITRE PREMIER.

Administration des médicaments.

L'infirmière doit être l'auxiliaire utile et intelligente du médecin. Ces simples mots placés en tête de cette partie du *Manuel* indiquent suffisamment quel doit être l'esprit de celles qui se dévouent à cette tâche toujours pénible et souvent fort difficile à bien remplir.

Le *rôle de l'infirmière* ou de la *garde-malade* se compose de deux parties bien distinctes. La première comprend les soins d'hygiène et de propreté dont il faut entourer le malade ; la seconde est constituée par la *préparation* et surtout l'*administration des médicaments*. Ici, nous nous occuperons seulement de cette dernière partie, l'autre ayant été longuement traitée dans le précédent volume.

L'esprit général qui doit dominer tous les actes de l'infimière est un esprit de subordination absolue aux ordres du médecin. Elle ne doit jamais se permettre de rien changer aux prescriptions, ni de ne les exécuter qu'en partie. Elle pourra, *devra* même, demander au médecin toutes les explications qu'elle jugera nécessaires; car pour exécuter convenablement un ordre, il faut tout d'abord l'avoir bien compris. Si par hasard, les explications données par le médecin étaient insuffisantes, elle devra se renseigner auprès du pharmacien. C'est, du reste, ce qui a lieu dans la plupart des cas : le médecin se borne à fixer la quantité de médicament qui doit être administrée à chaque fois, et l'intervalle de temps qui devra séparer chaque administration; le pharmacien renseigne sur la *manière de préparer*, d'*administrer* et de *conserver le médicament*. C'est le résumé méthodique de tous ces conseils que nous allons exposer.

L'énumération des soins dont le médecin conseillera d'entourer le malade est presque toujours faite oralement. Il a le soin de s'adresser directement à la garde-malade et d'insister sur les points les plus importants. Celle-ci devra écouter avec la plus grande attention et ne pas craindre de réclamer les explications qui la mettent à même de bien se pénétrer du rôle qu'elle doit remplir; au besoin, elle consignera par écrit les points les plus importants.

L'énumération des médicaments est toujours faite par écrit et constitue l'*ordonnance*, qui sera exécutée par le pharmacien. Cette ordonnance comprend, suivant les besoins, un ou plusieurs médicaments. Les indications relatives à chacun de ces médicaments se composent de trois parties:

La *première* comprend l'énumération des substances qui doivent entrer dans la composition du médicament et l'indication du poids; — la *seconde* fait connaître au pharmacien la manière dont il doit préparer le médicament; — la *troisième* indique le mode d'administration. Cette dernière partie, *et celle-là seule*, doit intéresser la garde-malade. Elle ne doit en aucune façon s'occuper des deux premières et chercher à connaître ce que le médecin prescrit, éviter de faire des questions indiscrètes, et ne solliciter à ce sujet aucune explication du pharmacien, dont le devoir est de tenir caché ce que le médecin n'a pas voulu qu'on sache.

Pour ce qui concerne l'administration du médicament, la garde-malade ne pourra jamais demander trop de renseignements. Le médecin, avons-nous dit, entre bien rarement dans les petits détails, il laisse ce soin au pharmacien.

Quelques médecins ont l'habitude de faire leur ordonnance sur deux feuilles séparées : l'une, destinée au pharmacien, contient seulement l'énumération des substances et les observations relatives à la préparation du médicament, l'autre, réservée au malade, donne les indications nécessaires pour l'administration. C'est là une excellente habitude; mais il faut que la garde-malade n'oublie jamais de porter les deux feuilles au pharmacien. Ce dernier a besoin de connaître le mode d'administration du médicament qu'il prépare. Il y trouvera des détails qui lui permettront quelquefois de mieux exécuter l'ordonnance, et toujours de fournir les explications nécessaires.

Une dernière recommandation, et elle est de la *plus haute importance*. Il ne faut jamais adresser de questions au médecin pendant qu'il écrit l'ordonnance ni au pharmacien pendant qu'il prépare le médicament, et pour ce dernier, attendre qu'il ait terminé et transcrit l'ordonnance. Combien d'oublis et parfois d'erreurs n'ont-ils pas été causés par une intervention inopportune !

Ces recommandations générales étant faites, nous entrons directement dans notre sujet. Au point de vue où nous devons nous placer ici, on peut partager les médicaments en deux groupes : 1° *Ceux qui doivent être préparés et administrés par la garde-malade* ; — 2° *Ceux qui sont préparés par le pharmacien et administrés par la garde-malade.*

Nous les passerons successivement en revue, en les classant par formes pharmaceutiques et en indiquant à chacune d'elles les principaux types ; les précautions à prendre pour les *préparer*, les *administrer* et les *conserver*.

Alcoolats (Voir Teintures, page 137.)
Alcoolatures (Voir Teintures, page 137.)

L'*apozème* est une tisane ; mais il en diffère en ce qu'il est beaucoup plus chargé de principes médicamenteux, et qu'il n'est pas destiné à servir de boisson habituelle au malade : le médecin en détermine le mode d'administration. L'usage peut être continué pendant plusieurs jours ; ou bien on ne doit les administrer qu'une seule fois, tel est le cas des apozèmes vermifuges.

APOZÈME BLANC. — DÉCOCTION BLANCHE DE SYDENHAM. Cette préparation, très bonne surtout dans la médecine des enfants, est employée pour combattre la diarrhée. Elle est toujours délivrée par le pharmacien. Il ne faut pas oublier que cette préparation est longue à exécuter (elle exige au moins trois quarts d'heure) : la garde-malade devra donc porter l'ordonnance au pharmacien aussitôt qu'elle lui aura été remise.

Mode d'administration. — Par cuillerée à bouche ou par petits verres, suivant l'ordonnance. Il faut bien agiter la bouteille avant de s'en servir. La cuiller ou la tasse qui aura servi à l'administrer devra être, chaque fois, *lavée avec soin et essuyée*. La décoction blanche aigrit en effet très facilement, et ce qui resterait au fond du vase acquérerait un mauvais goût.

Conservation. — Il faut tenir la bouteille dans un endroit frais, et, en été, la conserver bien bouchée et plongée dans un vase plein d'eau froide.

APOZÈME DE COUSSO (*contre le ver solitaire*). — *Pré-*

paration. — On prend : cousso, dose entière, 20 gr., demi-dose, 15 gr., que l'on place dans un vase de *faïence* ou de *porcelaine* muni d'un couvercle ; puis, on porte un quart de litre d'eau à l'ébullition et on en jette environ un tiers sur le cousso ; on ferme le vase et on laisse infuser 20 minutes. Cette première opération a pour but de bien mouiller et de faire gonfler le cousso ; on ajoute alors le reste de l'eau bouillante ; on couvre et on laisse infuser toute la nuit. On commence, en général, cette préparation le soir, pour que l'apozème soit prêt le lendemain matin.

Mode d'administration. — Le malade doit être à jeun et même n'avoir pas dîné la veille. On doit lui faire absorber la pâtée épaisse, eau et cousso : en une seule fois, s'il le peut, ou bien en plusieurs fois, mais dans le courant d'une demi-heure. S'il éprouve des nausées, il faut le faire mordre à pleines dents dans un citron ; ce moyen réussit presque toujours et prévient le vomissement. Le remède une fois absorbé, le malade doit marcher ; il ne faut pas le laisser boire, malgré la soif que peut provoquer l'ingestion de cette bouillie épaisse. Une heure environ après, on lui administre de l'huile de ricin, 30 à 45 grammes.

Aussitôt que les coliques qui précèdent l'expulsion du ver se font sentir, il faut faire marcher le malade ; puis le placer commodément sur un vase ou une chaise percée, car les coliques peuvent être violentes et les efforts de défécation durer longtemps. Il ne faut jamais tirer sur le ver s'il ne sort pas rapidement. Un très bon moyen, pour favoriser l'opération, consiste à remplir le vase d'eau chaude.

Lorsque le ver est expulsé, il faut le laver avec soin et le conserver pour que le médecin puisse l'examiner et s'assurer si la *tête* a été rendue. La garde ou l'infirmière ne devra jamais essayer de dérouler le ver elle-même. — Il est toujours prudent, surtout si le malade est une femme, de préparer de l'éther, du vinaigre, etc., car il arrive fréquemment qu'au moment de l'expulsion, il se déclare des spasmes nerveux, souvent très violents.

APOZÈME DE GRENADIER (*contre le ver solitaire*). — *Préparation.* — On prend la racine de grenadier (ordinairement 60 gr.), cassée en petits morceaux et on la fait macérer 12 heures dans trois quarts de litre d'eau ; on porte ensuite à l'ébullition et on fait réduire à un demi-litre.

Mode d'administration. — Après refroidissement, on passe cette décoction à travers un linge fin et on fait prendre en deux ou trois fois, de manière à ce que le malade prenne le tout en une demi-heure. — Pour l'administration de l'huile de ricin et pour le reste, on se conforme à ce que nous avons dit en parlant du cousso. Aujourd'hui, ces deux préparations sont remplacées avec avantage par le *sirop de Pelletiérine*, principe actif de la racine de grenadier, découvert par M. Tanret.

APOZÈME D'OSEILLE COMPOSÉ (*Bouillon aux herbes*). — *Préparation :*

Feuilles fraîches	d'oseille.	40	grammes.
—	de laitue.	20	—
—	de poirée.	10	—
—	de cerfeuil	10	—

Lavez dans l'eau, puis faites bouillir jusqu'à cuisson dans un litre d'eau ; passez et ajoutez : beurre frais, 5 gr., sel de cuisine, 2 gr.

Mode d'administration. — A prendre par tasses, tiède ou chaud, pour faciliter l'action des purgatifs ;

on commence à administrer ce bouillon une demi-heure après l'ingestion du purgatif.

(Voir aussi **Tisanes**, page 140.)

Bouillons.

Les bouillons sont des tisanes nutritives qui ont pour base la chair des animaux. On emploie de préférence celles des jeunes (poulet, veau), parce que le bouillon est plus léger et plus facile à digérer.

Préparation. — Pour obtenir le bon bouillon, le choix de l'eau n'est pas indifférent : il faut employer une eau filtrée, de bon goût, pas trop calcaire. On y ajoute 4 à 5 gr. de sel de cuisine par litre. On doit placer la viande dans l'eau *froide* qu'on porte peu à peu à l'ébullition dans un vase de terre ou de fonte émaillée, que l'on chauffe *lentement*, et que l'on peut couvrir au besoin. Dans ces conditions, tous les principes *solubles* de la viande, et en particulier l'albumine (analogue au blanc d'œuf), peuvent passer dans l'eau qui deviendra le bouillon. Si, au contraire, on plongeait brusquement la viande dans l'eau bouillante, l'albumine serait coagulée dans les couches extérieures et formerait une espèce de vernis qui s'opposerait à l'exsudation des sucs : on aurait alors de bonne viande, mais de fort mauvais bouillon,

Cataplasmes.

Les *cataplasmes* sont des médicaments réservés pour l'usage externe. Ils ont la consistance d'une pâte molle et sont obtenus en délayant des farines ou des poudres dans l'eau tiède, pure ou tenant en dissolution des substances médicamenteuses. On applique les cataplasmes à même la peau lorsqu'ils doivent recouvrir une faible surface, comme le doigt, la main, l'avant-bras ; autrement, et dans le but d'en rendre le maniement plus facile, on les enveloppe dans un linge spécial, (sorte de toile grossière (canevas, tarlatane). Il faut toujours agir ainsi lorsqu'on doit recouvrir la surface du cataplasme avec de l'onguent ou de la pommade.

On doit faire les cataplasmes suffisamment mous pour qu'ils puissent se mouler facilement sur la partie où ils sont appliqués. Ils ne doivent cependant pas être assez liquides pour couler et passer au travers du linge. Dans le but d'éviter un refroidissement ou une dessiccation trop rapides, on les recouvre fréquemment de *taffetas gommé*. — Très souvent, on ajoute aux cataplasmes des *substances liquides*, des *pommades* et des *onguents*, qui sont étendus à la surface ; il en est de même des *extraits* que l'on a soin de délayer auparavant dans un peu d'eau.

Deux moyens peuvent être employés pour confectionner un cataplasme. On peut faire avec un peu d'eau froide et la substance une pâte épaisse, à laquelle on ajoute peu à peu de l'eau chaude, jusqu'à ce que le mélange ait acquis une consistance et une température convenables, ou bien on délaye la substance dans l'eau froide, de façon à former une bouillie claire, et l'on fait chauffer en remuant continuellement. Ce dernier moyen est préférable s'il s'agit d'un cataplasme volumineux.

Cataplasme d'amidon ou de fécule. — On prend un litre d'eau dont on conserve à part 8 à 6 cuillerées, on porte cette eau à l'ébullition ; puis on y verse peu à peu l'amidon délayé dans l'eau mise à part ; on fait bouillir quelques instants, de façon à obtenir un empois transparent.

Cataplasme de ciguë et autres poudres. — On délaye une quantité suffisante de poudre dans un peu d'eau bouillante et après quelques instants de contact, quand la poudre est humectée, on ajoute assez d'eau pour obtenir une consistance convenable.

Cataplasme de farine de graine de lin. — On peut délayer la farine dans l'eau froide et faire chauffer en remuant continuellement jusqu'à ce qu'on ait obtenu la consistance et la température voulues ; on ajoute au besoin, soit de l'eau, soit de la farine. Ou bien on délaye la farine dans l'eau, de façon à obtenir une pâte épaisse, qu'on éclaircit et qu'on chauffe en y versant peu à peu de l'eau chaude.

Cataplasmes laudanisés. — On les obtient en arrosant la surface du cataplasme préalablement renfermé dans un linge avec la quantité prescrite de laudanum.

N. B. — On additionne de même les cataplasmes avec des huiles narcotiques, du baume tranquille, par exemple ; on peut alors incorporer cette huile à la pâte même du cataplasme. — Les médicaments actifs (extraits, alcaloïdes) seront toujours déposés à la surface du cataplasme. *Le cataplasme laudanisé ne doit jamais être appliqué sur un enfant sans prescription médicale.*

Cataplasme de mie de pain. — On fait cuire la mie de pain dans de l'eau, du lait, ou une décoction de guimauve.

Cataplasme de farine de moutarde ou sinapisme. — On délaye la farine de moutarde dans l'eau froide, de façon à former une pâte épaisse dans laquelle on verse peu à peu de l'eau chaude, de manière à obtenir une température et une consistance convenables, on enferme dans un linge à mailles lâches et on applique le sinapisme ainsi obtenu.

Suivant l'indication du médecin, on doit promener les sinapismes, c'est-à-dire les changer de place aussitôt qu'ils ne peuvent plus être supportés par le malade ; ou bien, au contraire, les maintenir en place un temps déterminé, quelle que soit la douleur qu'ils causent.

Le *cataplasme sinapisé* est un cataplasme de farine de lin, contenu dans un linge, et à la surface duquel on répand une légère couche de farine de moutarde avant de procéder à son application.

On se sert beaucoup aujourd'hui de moutarde en feuilles ou sinapismes instantanés ; il suffit de tremper dans l'eau tiède ou froide cette feuille de papier et de l'appliquer sur la peau au moyen d'une bande. Il faut bien veiller à leur action et ne pas trop la prolonger, car on obtient facilement de la vésication et des brûlures quelquefois assez profondes. On doit le conserver en lieu sec.

Cérats (Voir Pommades).

Collutoires.

Les *collutoires* sont des médicaments dont la consistance est molle, analogue à celle du miel et qui sont destinés à être appliqués sur les gencives, sur la langue ou dans l'arrière-bouche. Les collutoires sont toujours préparés par le pharmacien.

Mode d'application. — L'application des collutoires sur les gencives peut être faite avec le doigt et par le patient lui-même ; mais, lorsqu'il s'agit de les porter sur la base de la langue, à l'entrée du gosier, il devient nécessaire de faire usage du pinceau. On peut employer les pinceaux de blaireau montés sur un tuyau de plume. Il est facile d'augmenter leur longueur en les fixant sur un petit manche en bois (un porte-plume par exemple). Ces pinceaux remplissent très bien le but, lorsqu'il s'agit de faire une simple application du collutoire, mais s'il faut frotter de façon à détacher un enduit épais, des fausses membranes, etc., ils deviennent insuffisants.

On peut alors avoir recours au moyen suivant. On prend une baleine plate (une baleine de corset qui présente à son extrémité un petit trou) et on garnit son extrémité d'une petite bande de toile rude, large de deux centimètres environ. On la fixe solidement avec un fil qui la traverse plusieurs fois et que l'on passe dans le trou de la baleine. On obtient ainsi un très bon pinceau, rude, à manche flexible, avec lequel on peut exercer une pression assez énergique sans craindre de blesser la muqueuse. On peut encore fixer à l'extrémité d'une baleine ou d'un petit manche en bois un morceau d'éponge (éponge montée) ou de tube de caoutchouc long de 2 à 3 centimètres, ou bien garnir avec de l'ouate.

Quel que soit le genre de pinceau employé, il suffit de le tremper dans le collutoire. On aura soin de bien agiter avec ce même pinceau, car le plus souvent la préparation contient un sel qui a pu ne pas être entièrement dissous et qui tombe au fond du vase. Après chaque application, il est nécessaire de laver le pinceau dans l'eau pure et de l'égoutter ensuite. Il ne faut pas, après le badigeonnage, plonger de nouveau le pinceau dans le collutoire et l'y laisser séjourner pour éviter qu'il ne se dessèche. On souillerait ainsi le médicament. Il ne faut pas non plus le laisser à l'air sans l'avoir lavé, car alors le collutoire sèche, le pinceau devient raide et peut écorcher la muqueuse, lors de l'application suivante. — Les pinceaux d'ouate seront renouvelés à chaque badigeonnage.

Collutoire boraté. — On mélange aussi bien que possible 10 gr. de borax avec 10 gr. de miel blanc.

Collyres.

Les *collyres* sont des médicaments destinés au traitement des maladies des yeux et des paupières. Ils sont liquides (eau pour les yeux), mous (pommades), ou solides (poudres), et sont, pour ainsi dire, toujours préparés par le pharmacien. Il n'y a qu'un petit nombre de liquides destinés à être appliqués en compresses ou à laver largement les yeux qui sont préparés par la garde-malade, par exemple l'eau de sureau, de mélilot, etc. On obtient ces eaux par infusion (Voir TISANES) ; il faut avoir soin de faire usage d'eau filtrée, de préparer l'infusion dans un vase de faïence ou de porcelaine et de passer à travers une mousseline très fine que l'on aura auparavant lavée à l'eau pure. Ces infusions se conservent assez mal ; elles devront être renouvelées au moins tous les jours, et il ne faut pas attendre pour cela qu'elles soient devenues troubles et un peu visqueuses.

Mode d'emploi. — *Collyres liquides.* — Ils peuvent être instillés par gouttes dans les yeux ou bien servir à les baigner largement.

Instillation. — Cette opération consiste à laisser tomber dans l'œil malade quelques gouttes de collyre, qui doivent pénétrer sous les paupières.

On se sert pour cela d'un compte-goutte, petit-tube

en verre, effilé d'un côté et garni de l'autre d'un petit tube en caoutchouc ; on plonge la pointe de cet instrument dans le liquide et en pressant avec les doigts la garniture de caoutchouc, on détermine la sortie de l'air contenu dans le tube; cet air s'échappe à travers le liquide sous forme de petites bulles. On cesse alors de presser le tube, en maintenant toujours la pointe de l'instrument dans le liquide ; le caoutchouc revient sur lui-même et aspire le liquide; on retire alors et, en pressant légèrement sur le caoutchouc, on détermine goutte par goutte la sortie du collyre.

Pour instiller le liquide, on renverse en arrière la tête du malade, l'on applique la pointe du compte-goutte contre l'angle interne de l'œil (près la racine du nez), on fait alors tomber le nombre de gouttes prescrit, en ayant bien soin que le liquide pénètre entre les paupières; on facilite du reste sa diffusion en passant le doigt longitudinalement sur l'œil et en pressant légèrement.

On peut également renverser la tête, écarter les paupières avec le pouce et l'index de la main gauche et faire tomber le collyre sur le globe de l'œil, avec le compte-goutte, tenu quelques centimètres au-dessus. On recommande ensuite au malade de battre plusieurs fois de la paupière. — Si l'on n'a pas de compte-goutte, à sa disposition, on peut se servir d'un tuyau de plume d'oie ou même d'un papier que l'on roule entre les doigts. On peut également, mais ce moyen exige un peu d'habitude, faire tomber directement les gouttes avec le flacon, en retirant légèrement le bouchon, ou encore appliquer la pulpe d'un doigt sur l'ouverture du flacon en ne laissant qu'un étroit passage au liquide.

Lorsque le collyre est destiné à baigner largement l'œil, on en verse une quantité suffisante dans une *œillère* en cristal ou en porcelaine ; le malade s'incline en avant et applique le pourtour de l'œil contre les bords de l'œillère ; il redresse alors la tête et fait battre plusieurs fois la paupière, de façon à ce que le liquide mouille parfaitement le globe de l'œil, il se penche ensuite de nouveau pour enlever l'œillère sans répandre de liquide. — A défaut d'œillère, on se sert d'un coquetier ou mieux d'une cuiller en argent. L'emploi de l'œillère en cristal est préférable, car on peut s'assurer que le malade ouvre bien les paupières.

Conservation. — Le maniement des collyres exige beaucoup de précaution et surtout beaucoup de propreté. — Les collyres ont pour véhicules des eaux distillées et s'altèrent très facilement; il se forme des moisissures, des filaments blanchâtres ; le liquide devient visqueux. On doit le jeter aussitôt qu'il commence à s'altérer. Il faut les conserver dans des flacons bien bouchés et les tenir à l'*abri de la lumière* ; le pharmacien a, du reste, le soin de placer dans des flacons jaunes ceux qui sont altérables par cet agent.

Il faudra essuyer avec le plus grand soin le compte-goutte ou mieux encore le remplir d'eau propre plusieurs fois et le vider, avant de le plonger dans le collyre. Si les instillations doivent être répétées fréquemment, il est bon de passer le compte-goutte dans un bouchon et de le tenir plongé dans le flacon ; il faut, dans ce dernier cas, en laissant tomber les gouttes dans l'œil, ne pas faire toucher l'instrument aux paupières, il pourrait se charger de substances malpropres qui, portées dans le collyre, deviendraient une cause d'altération.

Les collyres seront de préférence placés dans des flacons fermant à l'émeri ; lorsqu'on ouvre le flacon pour prendre du liquide, il faut poser le bouchon sur une petite soucoupe afin qu'il ne s'y attache aucune poussière. Le bouchon en liège sera placé verticalement, l'extrémité qui plonge dans le flacon tournée en haut. Si l'on fait usage d'une œillère, il faut bien la laver et l'essuyer. — Ne jamais remettre dans le flacon l'excédent du collyre qui restera dans l'œillère après qu'on en a fait usage.

Les *Collyres mous* ou *pommades ophtalmiques* sont toujours préparés par le pharmacien. L'application doit être faite avec le doigt. — On emploie à chaque fois gros comme un grain de blé de pommade. — L'application peut être faite sur le bord libre des paupières, il suffira alors de passer plusieurs fois le doigt imprégné de pommade.

S'il faut appliquer la pommade sur le bord interne des paupières, on les retournera préalablement; on les écartera largement si la pommade doit être mise en contact avec l'œil. — Il faut faire renouveler fréquemment ces pommades et bien veiller à ce qu'elles ne soient jamais rances. Il faudra tenir toujours le pot bien couvert. Ces pommades sont aujourd'hui préparées avec la vaseline et s'altèrent moins facilement.

Collyres secs. — Ils sont constitués par des poudres très fines que l'on doit faire pénétrer dans l'œil; on peut en faire l'application au moyen d'un pinceau de blaireau, on le trempe dans cette poudre et on le secoue au-dessus de l'œil du malade dont on a renversé la tête et écarté les paupières, ou bien encore on place une petite pincée de poudre dans un tuyau de plume d'oie et on insuffle dans l'œil.

Emplâtres.

Les *emplâtres* sont des médicaments réservés pour l'usage externe et qui ont pour base un mélange de corps gras et résineux, ou un savon de plomb. Les emplâtres sont toujours délivrés par le pharmacien sous forme d'écussons dont la forme et la dimension sont indiquées par le médecin. Le rôle de la garde-malade se borne donc à les appliquer, à les laisser en place un temps déterminé et à les panser.

Emplâtre de belladone, de ciguë, de digitale, de Vigo, etc. — Suivant la prescription du médecin, ces emplâtres sont étendus sur une peau blanche, entourée d'un rebord de diachylon, ou bien sur du sparadrap de diachylon. Il faut raser les poils, s'il y a lieu, bien nettoyer l'endroit où on doit les appliquer et surtout bien le dessécher; on se servira au besoin d'un linge de flanelle chaud. On applique ensuite l'emplâtre; en hiver, il est bon de le présenter quelques instants au feu, afin de le ramollir et de le rendre plus adhésif.

Si le lieu d'application n'est pas une surface plane, on pratique des entailles sur tout le pourtour de l'emplâtre afin qu'il puisse mieux être appliqué sur la peau. Dans tous les cas, il est bon de la maintenir en place au moyen d'un bandage approprié. — Ces emplâtres ne produisent pas d'éruption, il n'y a donc pas de pansement à faire. Lorsqu'on les enlève, il suffit de nettoyer la peau avec un linge imbibé d'huile ou d'eau alcoolisée.

Emplâtre ou mouche d'opium. — On le délivre, l'écusson tout fait, sur taffetas noir; il suffit d'humecter légèrement les bords, de les entailler au besoin; on appuie légèrement avec la paume de la main jusqu'à ce que l'adhérence soit suffisante. Aussitôt l'emplâtre enlevé, il est bon de le jeter immédiatement au feu, afin de prévenir tout accident.

Emplâtre de poix de Bourgogne. — Mêmes précautions que pour appliquer l'emplâtre de belladone. Cet emplâtre détermine une légère cuisson et souvent même une petite éruption. Lorsqu'on le retire, on peut saupoudrer la peau avec un peu d'amidon ou de fécule de pomme de terre.—Si l'éruption est assez abondante et s'il se manifeste un peu de suintement, on panse avec une feuille de papier brouillard ou un linge fin enduit de vaseline.

Emplâtre de thapsia. — Cet emplâtre très mince est très adhésif; il suffit de bien dessécher la peau et de l'appliquer à l'endroit désigné. Si cet endroit est couvert de poils abondants, il est bon de les raser. On doit le laisser en place le temps fixé par le médecin. Le thapsia détermine une éruption miliaire intense et cause une démangeaison violente qui commence en général 12 heures après l'application. Il est préférable d'appliquer cet emplâtre au moment du coucher; de cette façon, la nuit n'est pas troublée. — L'éruption intense se manifeste sous l'emplâtre et tout autour, souvent assez loin du lieu d'application.

La peau du visage est très sensible à l'action du thapsia, aussi doit-on éviter d'y porter les mains après avoir touché à un emplâtre. Très souvent, il n'est pas possible de laisser l'emplâtre appliqué aussi longtemps que le médecin l'a indiqué, la démangeaison devenant intolérable. Après qu'on l'a enlevé, on doit tremper un linge rude dans l'huile d'amande douce ou d'olive, et frotter la peau de manière à enlever toutes les particules résineuses qui ont pu se détacher de l'emplâtre et qui, en restant adhérentes à la peau, entretiendraient la démangeaison. — On panse en saupoudrant largement avec de l'amidon; si l'éruption est suivie de production de sérosité, on le panse avec du papier brouillard et de la vaseline.

Emplâtre vésicatoire. — (Voir le TOME III, p. 117.)

Emulsions.

Les *émulsions* sont des liquides d'apparence laiteuse tenant en suspension une *huile* ou une *résine*. Il y a des émulsions *naturelles*, par exemple, le lait, le lait d'amandes, et des *émulsions artificielles*: tel est le cas d'une émulsion d'huile de ricin obtenue au moyen d'un jaune d'œuf. On emploie très souvent le lait d'amandes, qui convenablement sucré et aromatisé, constitue le *looch blanc*. Ce looch simple ou contenant un médicament actif (Kermès, oxyde blanc d'antimoine) est toujours préparé par le pharmacien.

Mode d'administration. — Les loochs sont donnés au malade par cuillerées à bouche ou à dessert, suivant l'indication du médecin. Il faut, surtout lorsque le looch renferme une poudre insoluble, toujours bien agiter la bouteille.

Conservation. — Le looch est une préparation très altérable : en hiver, il faut conserver la fiole dans une pièce où il n'y a pas de feu ; en été, il faut la tenir plongée dans un vase plein d'eau froide. La cuiller qui sert à l'administration doit être lavée et essuyée toutes les fois.

Emulsion de jaunes d'œuf. — Lait de poule. — Préparation. — On prend un jaune d'œuf et on le bat dans un bol avec environ deux cuillerées d'eau froide. Pendant ce temps, on fait chauffer environ un verre d'eau, on y fait fondre deux morceaux de sucre et on verse cette eau par petit filet sur le jaune d'œuf en battant sans cesse ; l'eau ne doit pas être assez chaude pour cuire l'œuf: on aromatise avec une cuillerée d'eau de fleurs d'oranger. — On administre le lait de poule en une seule fois. — Il doit être préparé au moment du besoin.

Emulsion d'huile de ricin. — On place dans un bol l'huile de ricin avec le jaune d'œuf (environ un jaune pour deux cuillerées d'huile), et l'on bat énergiquement. Puis, au bout de quelques instants, on ajoute, par petit filet, de l'eau tiède, tout en continuant à battre. Là se borne la préparation si elle est destinée à être administrée en lavement ; — si au contraire, elle est destinée à être prise par la bouche, on la sucre et on l'aromatise avec de l'eau de fleurs d'oranger ou de menthe.

Emulsion de scammonée. — On place dans un bol la quantité de scammonée prescrite par le médecin et, au moyen d'une cuiller en bois, on la triture avec un petit morceau de sucre ; on ajoute goutte à goutte du lait ; puis, lorsque l'émulsion est faite, on verse le lait plus rapidement : en tout un demi-verre environ. — A faire prendre en une seule fois.

Fomentations.

On désigne sous le nom de fomentations, des liquides médicamenteux destinés à être appliqués en *compresses ordinairement chaudes*, sur certaines parties du corps ; le même mot désigne également l'action d'appliquer ces médicaments. On dit : Faire une fomentation. Les fomentations sont habituellement constituées par des décoctions aqueuses, plus rarement par des liquides alcooliques ou de vin.

Fomentation émolliente. — Faites bouillir, pendant dix minutes, 30 grammes d'espèces émollientes (1) dans un litre d'eau et passez.

Fomentation avec la morelle et les pavots. — On fait infuser, une heure, dans un litre d'eau bouillante, 15 grammes de feuilles de morelle et 15 grammes de capsules de pavots, dont on a jeté les graines.

Fomentations narcotiques de belladone, ciguë, etc. — Elles se préparent en faisant infuser, durant deux heures, 30 grammes de ces feuilles dans un litre d'eau bouillante.

Fomentation de noyer. — Faites infuser, une heure, 30 grammes de feuilles dans un litre d'eau.

Fomentation de sureau. — Faites infuser, une demi-heure, 10 grammes de fleurs de sureau dans un litre d'eau bouillante.

Fomentation vinaigrée. — Versez un quart de litre de vinaigre dans un litre d'eau.

Fomentation vineuse. — Faites fondre 100 grammes de miel dans un litre de vin rouge.

Manière de faire une fomentation. — On fait chauffer le liquide et on en imbibe des compresses épaisses que l'on applique sur l'endroit désigné. On les remplace par d'autres lorsqu'elles commencent à se refroidir. — On prévient un refroidissement trop prompt en les recouvrant de taffetas gommé.

1. Feuilles de mauve, guimauve, bouillon blanc, séneçon commun, pariétaire.

Fumigations.

La *fumigation* consiste en un dégagement de gaz ou de vapeurs que l'on dirige sur une partie du corps ou bien qu'on laisse se mélanger à l'air d'un appartement. Dans ce dernier cas, elles servent à purifier et désinfecter l'air, ou bien à y introduire des principes médicamenteux qui sont respirés par le malade.

Fumigation désinfectante avec le chlore. — On place dans les assiettes une couche mince de chlorure de chaux et on l'arrose avec de l'eau contenant un peu de vinaigre.

Fumigations humides. — On fait bouillir les plantes dans l'eau et, au moyen d'un tuyau, on dirige la vapeur sur les parties indiquées. Pour une fumigation de jambes, on peut placer dans un grand baquet un vase en terre renfermant l'eau bouillante et les substances ; le malade met les jambes de chaque côté et on l'entoure avec un drap.

Fumigation de goudron. — On place dans un vase de l'eau et du goudron et l'on fait bouillir sur un réchaud au milieu de la chambre du malade.

FUMIGATIONS SÈCHES. — *Fumigations de benjoin.* — On jette du benjoin concassé sur des charbons ardents, on reçoit les vapeurs sur un linge de flanelle avec lequel on fait des frictions énergiques.

Fumigations de genièvre. — On place des charbons ardents dans une bassinoire, on y projette des baies de genièvre et on promène entre les draps.

Gargarismes.

Les *gargarismes* sont des médicaments liquides destinés à baigner la bouche et l'arrière-bouche et que l'on rejette ensuite. Ils diffèrent des collutoires dont nous avons parlé (Voir page 84) en ce qu'ils sont plus liquides et qu'il entre de l'eau dans leur composition.

La *préparation* des gargarismes est toujours très simple et souvent elle est confiée à la garde-malade. Ils se composent, en général, d'une substance active (alun. chlorate de potasse) dissoute dans une infusion ou décoction (*roses de Provins*, *feuilles de ronces*) et édulcorée avec un sirop (*sirop de mûres* ou *miel rosat*). On commence par préparer l'infusion ou la décoction ; on passe à travers un linge : on fait fondre le sel et on ajoute ensuite le sirop ou le miel.

Gargarisme adoucissant. — Faites bouillir une tête de pavot (sans les graines) et 15 grammes de racines de guimauve (deux pincées environ) dans un demi-litre d'eau ; réduisez à un quart de litre, passez et ajoutez 30 grammes de miel blanc (une grande cuillerée à bouche).

Gargarisme aluné astringent. — Faire infuser 10 grammes de roses de Provins dans un quart de litre d'eau bouillante (ne pas prendre un vase en fer) ; passez, faites fondre 4 grammes d'alun et ajoutez 50 grammes de miel rosat.

Gargarisme boraté. — Faites bouillir 10 grammes de racine de guimauve dans 1/4 de litre d'eau ; ajoutez 8 grammes de borax et 30 grammes de miel.

Gargarisme au chlorate de potasse. — Faites dissoudre 10 grammes de chlorate de potasse dans 250 grammes d'eau et 50 grammes de sirop de mûres.

Manière d'employer un gargarisme. — On met dans un verre environ deux cuillerées du gargarisme et on le verse dans la bouche après avoir fait toutefois une forte inspiration. On renverse alors la tête en arrière et on ouvre largement la bouche, en même temps qu'on chasse par cette voie tout l'air inspiré ; le liquide pénètre assez profondément, sans pouvoir toutefois s'introduire dans le larynx, grâce au courant d'air qui le rejette sans cesse.

Conservation. — Les gargarismes doivent être tenus au frais, autrement ils *tournent* et *aigrissent* assez facilement.

Gelées.

Les *gelées* sont des médicaments qui ont pour base la gélatine (animale), la pectine (fruits) ou des principes mucilagineux. Ces préparations sont surtout des aliments, et peuvent être préparées par la garde-malade.

1° Gelées animales. — *Gelées de corne de cerf.* — On fait bouillir 250 grammes de corne de cerf râpée, dans deux litres d'eau bouillante, jusqu'à réduction à un litre ; on passe dans un linge en exprimant fortement ; on ajoute 1/4 de livre de sucre et le jus d'un citron, on clarifie au blanc d'œuf, puis on concentre jusqu'à ce qu'un peu de liquide déposé sur un corps froid, se prenne en gelée. On ajoute enfin le zeste du citron pour aromatiser et, après quelques instants de contact, on passe et on laisse refroidir.

Gelée simple. — On prend 30 grammes de gélatine (gélatine de premier choix), on la coupe par petits morceaux et on la fait fondre dans une livre et demie d'eau bouillante, on ajoute alors 500 grammes de sucre et deux grammes d'acide citrique. On clarifie au blanc d'œuf et l'on passe. On aromatise à volonté : avec des zestes d'oranges, de citrons, etc., etc.

2° Gelées végétales. — *Gelée d'amidon.* — Délayez 30 grammes d'amidon dans deux cuillerées d'eau froide et versez dans un demi-litre d'eau sucrée et bouillante. On aromatise comme précédemment ou avec quelques gouttes d'alcool aromatique.

Gelée de Carragaheen, fucus crispus ou *lichen perlé.* — On fait bouillir 25 grammes de carragaheen dans un demi-litre d'eau, jusqu'à réduction à moitié, on y fait fondre 600 grammes de sucre, on passe et on aromatise. — Sur l'indication du médecin, on peut remplacer l'eau par du lait.

Gelée de lichen amère. — On prend 60 grammes de lichen et on le lave à l'eau froide pour enlever le sable et le poussière, puis on fait bouillir dans un litre d'eau pendant une heure, on passe avec expression, on ajoute 125 grammes de sucre, et on évapore en consistance convenable; on doit obtenir environ 250 grammes de gelée. — Si la consistance n'est pas convenable, on peut y ajouter 4 grammes de colle de poisson.

Gelée de lichen non amère. — Opérez comme pour la gelée amère, seulement on fait une première décoction de lichen (20 minutes environ), on jette cette eau, et on fait une seconde décoction d'une demi-heure, avec laquelle on termine la gelée, on ajoute la colle de poisson au besoin.

Gelées de fruits acides : groseilles, framboises, vulgairement *confitures :* préparations alimentaires connues.

Conservation. — Les gelées, sauf celles de fruits acides, se conservent fort mal ; il faut les renouveler tous les jours et les tenir au frais.

Glycérolés (Voir Pommades).

Huiles médicinales

Ces huiles sont délivrées par le pharmacien. Nous n'avons qu'à donner quelques renseignements sur la manière de les administrer, ou de s'en servir, si elles sont destinées à un usage externe.

Huiles de cantharides. — Cette huile est employée en frictions révulsives et comme léger vésicant. Les frictions peuvent être faites avec le doigt ; un linge rude est toujours préférable. La garde-malade aura le soin de bien se laver les mains après chaque application. La bouteille devra être tenue sous clef, afin de prévenir toute confusion.

Huile de croton. — Lorsqu'elle est délivrée en nature, elle est toujours destinée à faire des frictions révulsives. Cette huile est d'une énergie excessive et son application détermine partout une éruption intense et abondante. *Il faut éviter de l'appliquer avec les doigts.* Les onctions ou frictions seront faites avec un pinceau ou un petit tampon de linge rude que l'on fixe à l'extrémité d'une baguette en bois.

Il faut toujours se laver les mains après chaque application, veiller à ce que le malade ne se gratte pas et surtout ne porte pas ensuite ses doigts à sa figure. La petite fiole devra être tenue sous clef et *brisée* lorsqu'elle sera vide. Après la friction avec l'huile, on recouvre la place avec un linge fin ou une feuille d'ouate. Lorsque l'éruption est produite, on peut saupoudrer avec de l'amidon, et il s'établit un petit suintement, avec du papier brouillard recouvert de vaseline.

Huile de foie de morue. — Administration. — Un des meilleurs moyens est le suivant : On prépare un mélange de huit parties d'eau-de-vie pour deux parties d'eau ; on peut aromatiser à la menthe. On plonge la cuiller dans ce mélange, avec lequel on fait rincer plusieurs fois la bouche, de façon à la débarrasser de la salive et des mucosités attachées à la langue et aux gencives. On remplit alors la cuiller d'huile, on la porte dans la bouche aussi profondément que possible et on avale en penchant la tête en arrière ; immédiatement après, on boit une ou deux gorgées du mélange d'eau et d'eau-de-vie. Grâce à cette précaution, l'huile glisse dans l'arrière-bouche et à la base de la langue, sans séjourner (à cause de l'eau qui l'imprègne), et sa saveur n'est point perçue. On peut encore faire pincer le nez pendant la déglutition, faire croquer après l'injection une pastille de menthe fortement aromatisée.

Huile de ricin. — Un assez grand nombre de moyens ont été indiqués pour administrer facilement l'huile de ricin. Voici les meilleurs :

1° *Dans un lait de poule* : on bat dans un bol l'huile de ricin avec un ou 2 jaunes d'œufs suivant la quantité, puis on y verse peu à peu de l'eau tiède en agitant toujours, de façon à former une émulsion ; on aromatise avec une cuillerée d'eau de fleurs d'oranger.

2° *Dans du bouillon* : on prend du bouillon froid que l'on passe au travers d'un linge mouillé, dans le but d'enlever entièrement la graisse : on sale et on poivre assez fortement ce bouillon ; au besoin, on y met un ou deux clous de girofle et on porte à l'ébullition. On retire alors du feu, on ajoute l'huile de ricin et l'on bat continuellement, jusqu'à ce que le bouillon soit devenu assez peu chaud pour être avalé ; le temps du refroidissement est assez long, et assure, par la longueur qu'il force à donner à l'agitation, la division parfaite de l'huile.

3° *Dans du café* : on fait du café noir très fort, sans sucre, on y verse l'huile, on bat bien et on administre.

4° *Dans du jus de citron* : on exprime le jus d'un citron, on le passe à travers un linge, pour retenir les parties grossières de parenchyme et les semences, et on le place dans un verre ; on verse dessus l'huile de ricin qui surnage, on fait rincer la bouche avec un peu d'eau et on fait avaler le mélange d'un seul trait ; l'huile passe en premier lieu, puisque c'est elle qui se présente d'abord à la bouche, ensuite le jus de citron qui balaye l'huile qui, par son goût acide, en masque la saveur et prévient les nausées (1).

Huiles essentielles.

Essence de térébenthine. — On l'emploie quelquefois en friction. Cette essence est facilement inflammable; il faut donc prendre des précautions si l'on fait la friction près du feu, comme cela arrive souvent ; si le

1 Quelques personnes prennent encore l'huile de ricin dans le liquide qui sert à faire la soupe à l'oignon.

malade est au lit, éviter d'approcher trop près une lumière. — *Essences aromatiques*, *anis*, *menthe*, etc. : on les emploie par *gouttes* que l'on verse dans un peu d'eau, ou sur un morceau de sucre.

Injections.

Les *injections* sont des médicaments liquides destinés à être introduits dans les cavités naturelles du corps au moyen d'un instrument spécial qui les chasse en jet et permet de les faire pénétrer profondément. Le même mot désigne également l'action d'administrer ce médicament. — La *nature du liquide*, qui sert à faire des injections, est assez variable. On emploie en effet : des infusions ou des décoctions, des solutions aqueuses, des liquides hydro-alcooliques, du vin, du lait.

On désigne ordinairement les injections par le nom de la cavité dans laquelle elles doivent être introduites. On dira *injections uréthrales*, *vaginales*, *nasales*, *auriculaires*, etc. Les *injections rectales* sont désignées sous le nom de *lavements*. Il n'y a guère que les injections uréthrales, dont le dosage demande beaucoup d'exactitude, qui soient préparées par le pharmacien ; les autres sont ordinairement faites au moment du besoin par la garde-malade, ou par le malade luimême.

Injections uréthrales. — On les administre avec des seringues en verre, à piston ; ou avec de petites poires en caoutchouc munies d'une canule spéciale. Pour bien prendre une injection, le malade commence par uriner, puis il s'assied sur l'angle d'une chaise, de telle façon que cet angle presse sur le périnée ; alors, il remplit la seringue au plus *à moitié* (un tiers suffit la plupart du temps) ; il la prend entre le pouce et le médius de la main droite, en appuyant sur le piston avec l'index ; — cela fait, il saisit la verge de la main gauche, maintient l'extrémité du gland avec le pouce et l'index et en écartant légèrement les deux lèvres du méat, il introduit la petite canule ; il presse alors les deux lèvres du méat de façon à bien les appliquer contre la canule, et enfonce lentement le piston. La seringue est retirée en pressant toujours le méat, de façon à retenir l'injection le temps prescrit, de 2 à 5 minutes ; ensuite on laisse écouler le liquide.

Lorsque l'injection renferme des substances insolubles (sous-nitrate de bismuth, sulfate de plomb), il faut avoir soin de bien agiter la bouteille avant de remplir la seringue : l'injection est administrée de la même façon, seulement, au lieu de desserrer les doigts brusquement, auquel cas la contraction brusque de l'urèthre projette le liquide au loin, il faut les écarter très lentement de façon à ce que le liquide s'écoule seul, et que le dépôt qui constitue la partie active de l'injection reste dans le canal. Dans les deux cas, et surtout dans le dernier, il faut réagir contre cette tendance générale des malades à injecter beaucoup trop de liquide ; la moitié de la seringue suffit généralement.

Pour remplir la seringue, on peut démonter le piston et boucher avec le doigt la canule : on verse alors le liquide après l'avoir agité, si cela est nécessaire ; puis, on met en place le piston, sans l'enfoncer, on renverse alors la seringue, de façon à tourner la canule en haut ; on enfonce le piston jusqu'à ce que le liquide soit monté jusque dans la canule. Il est préférable de verser un peu de liquide dans un petit vase, un coquetier, et d'aspirer directement en plongeant la canule dedans. Lorsque l'injection est à base de permanganate de potasse ou d'azotate d'argent, il ne faut pas remettre dans la fiole l'excédent du liquide ; et avant de prendre l'injection, il est bon de laver le canal en injectant de l'eau. Cette précaution est nécessaire, parce que les mucosités et le pus décomposeraient l'injection qui n'agirait plus sur la muqueuse.

Injections vaginales. — Elles sont presque toujours préparées par la malade ou l'infirmière ; le médecin fait délivrer la quantité de plante à faire infuser ou bouillir dans un litre d'eau, et si ce liquide doit être additionné de sel, ce sel est divisé en paquets dont on fait fondre un paquet par litre d'injection.

Pour quelques injections à base de sels qui attaqueraient le métal (sublimé, nitrate d'argent), il faut faire usage de seringues en verre, terminées par un bout olivaire percé de trous et sans rétrécissement antérieur qui augmenterait la fragilité de l'instrument.

Dans la plupart des cas, on peut faire usage d'un irrigateur à jet continu, ou bien d'injecteurs à boules de caoutchouc dont le nombre et la variété est aujourd'hui considérable. L'instrument, quel qu'il soit d'ailleurs, est en communication avec un long tube de caoutchouc terminé par une canule flexible en gomme *noire* ou *rouge* ; ces dernières, désignées sous le nom de canules anglaises, sont préférables sous bien des rapports. Elles sont terminées par un bout olivaire, percé de trous latéraux.

Un excellent moyen de prendre des injections à grande eau est le suivant : On fixe au mur à une hauteur de deux mètres environ un réservoir de 8 à 10 litres de capacité dans lequel plonge une des extrémités d'un long tube de caoutchouc, maintenu plongé par un poids ; l'autre extrémité de ce tube porte un ajutage sur lequel s'adapte la canule. Un robinet placé vers le tiers inférieur permet d'interrompre le courant d'eau. On emplit le réservoir avec le liquide et l'on peut au besoin faire passer 5 à 6 litres dans le vagin.

La quantité d'eau que l'on doit employer pour une injection est d'environ un litre; cette eau sera froide ou tiède suivant l'indication du médecin (Température : 30 à 35 degrés. — On peut aller jusqu'à 40 et 50.)

Lorsque l'on doit administrer des injections à une malade alitée, il faut garnir le lit avec une toile cirée : on introduit un bassin plat entre les cuisses et l'on fait usage d'un irrigateur muni d'un long tuyau. — Il est toujours préférable de faire les injections médicamenteuses étant couchée. Si le médecin prescrit des injections pendant un certain temps et que les règles surviennent, il faut lui demander conseil.

Injections nasales. — On peut les administrer avec un irrigateur ou une petite seringue en verre. Comme il n'est pas besoin d'une forte pression, on peut faire usage d'un siphon en caoutchouc ajusté sur une petite canule en os, terminé par un bout olivaire. Le siphon étant amorcé, il suffit d'appliquer la canule à l'entrée d'une narine ; le courant d'eau traverse les fosses nasales et sort par l'autre narine sans pénétrer dans le pharynx, à la condition toutefois qu'on ait soin de respirer par la bouche. Avec un peu d'habitude, on arrive très aisément à effectuer ces lavages et à faire passer alternativement le courant d'eau d'une narine dans une autre.

Injections auriculaires. — On les administre avec une petite seringue en verre, terminée par une petite olive. On peut également pour laver à grande eau faire usage d'un irrigateur.

Injections dans les plaies. — On fait aussi des injections dans les plaies; le médecin donne, dans ce cas, les instructions nécessaires. On se sert de seringues en métal ou en gutta-percha, quelquefois d'irrigateurs.

Préparation des diverses injections. — *Injection à l'acétate de plomb ou eau blanche.* — On fait dissoudre dans un litre d'eau de 10 à 30 grammes d'acétate de plomb, ou bien on y verse de *une* à *deux* cuillerées d'extrait de Saturne. — *Injection d'alun.* On fait fondre de 15 à 60 gr. d'*alun* pour un litre d'eau. — *Injection d'azotate d'argent.* Elle est délivrée par le pharmacien; on doit se servir d'une seringue en verre, et administrer avant une injection d'eau froide. — *Injection calmante.* On fait bouillir dans un litre d'eau 15 gr. de feuilles de morelle et une tête de pavot; on passe et on ajoute 20 gouttes de laudanum. — *Injection chlorurée.* Versez 80 grammes de *liqueur de Labarraque* dans un litre d'eau. — *Injection de feuilles de noyer.* Faites bouillir, pendant 10 minutes, 50 gr. de feuilles de noyer dans un litre d'eau et passez. (Il ne faut pas préparer cette injection dans un vase en fer, à moins qu'il ne soit étamé.) — *Injection au perchlorure de fer.* La quantité de perchlorure est indiquée par le médecin. Il faut faire usage d'une seringue de verre ou de gutta-percha. — *Injection de sublimé.* Elle est délivrée par le pharmacien. Il faut faire usage d'une seringue de verre. — *Injection au tannin.* On fait dissoudre de 1 à 5 gr. de tannin pour un litre d'eau, ou bien on fait une décoction de 30 gr. d'écorce de chêne pour un litre.

Lavements.

Les *lavements* sont des médicaments liquides destinés à être introduits dans le gros intestin par le rectum. Leur introducteur est effectuée au moyen d'une seringue, d'un clyso-pompe, ou d'un irrigateur. Lorsqu'ils renferment une substance capable d'attaquer le métal, on se sert d'une seringue de verre ou de gutta-percha. La quantité d'eau pour un *lavement entier* est d'un demi-litre : 500 gr. — La quantité d'eau pour un *demi-lavement* est d'un quart de litre : 250 gr. — La quantité d'eau pour *un quart de lavement* est d'un huitième de litre : 125 gr.

Les lavements sont administrés tièdes (30 à 35 degrés) ou bien à la température de la chambre (froids). Il ne faut jamais administrer des lavements qu'un certain temps après le repas ; il est bon de demander sur ce point conseil au médecin. Toutes les fois que le lavement n'est pas destiné à produire un effet purgatif, mais qu'il est destiné à faire absorber un médicament, il faut qu'il soit conservé le plus longtemps possible ; dans ce cas, on réduit la quantité de liquide et on administre auparavant un lavement simple pour vider le rectum. Les lavements sont presque toujours préparés par la garde-malade, sauf pour quelques-uns qui demandent un dosage rigoureux ou dont la préparation est délicate. (Voir pour le *Mode d'administration des lavements*, t. III, p. 93.)

Lavement adoucissant ou au *jaune d'œuf*. — On délaye trois jaunes d'œuf dans un demi-litre d'eau de son tiède, et on administre. — *Lavement d'amidon* : On prend un demi-litre d'eau dont on conserve à part un cinquième et on en porte le reste à l'ébullition. On délaye l'amidon dans un peu d'eau, puis on verse l'eau bouillante sur ce lait, en agitant quelques instants. — *Lavement anodin des peintres* (Charité) : On bat longtemps 190 gr. d'huile de noix avec 375 gr. de vin rouge ; on fait tiédir. — *Lavement d'assa fœtida* :

Préparé par le pharmacien. Il faut, après l'administration, avoir soin de bien laver l'instrument. — *Lavement d'azotate d'argent* : Préparé par le pharmacien. On doit faire usage d'une seringue de verre ou de gutta-percha.

Lavement au chloral. — Préparé par le pharmacien, dans un quart de lavement. Il est bon d'administrer auparavant un lavement simple, afin que le lavement au chloral puisse être conservé. Lorsqu'on doit continuer quelque temps l'usage de ce lavement, le pharmacien peut, sur l'indication du médecin, délivrer une solution de chloral, dont on met dans chaque lavement une cuillerée à bouche; cette cuillerée contient la quantité de chloral nécessaire. — *Lavement au chloroforme:* Ce liquide étant très volatil il faudra seulement faire tiédir l'eau du lavement et y verser le mélange (de chloroforme et d'alcool) remis par le pharmacien. On peut aussi préparer ce lavement en délayant dans un jaune d'œuf le nombre de gouttes de chloroforme indiquées par le médecin. On divise ensuite ce jaune dans l'eau du lavement.

Lavement émollient. — On fait infuser pendant 10 minutes 30 grammes d'*espèces émollientes* dans un demi-litre d'eau.

Lavement fébrifuge. — Ce lavement, dont la base est le sulfate de quinine, est préparé par le pharmacien. Avant de l'administrer, il est bon de vider le rectum au moyen d'un lavement à l'eau.

Lavement gélatineux. — On fait dissoudre 15 grammes de colle de Flandre dans un demi-litre d'eau.

Lavement de guimauve : Faites bouillir pendant une demi-heure 15 grammes de racine de guimauve dans un demi-litre d'eau.

Lavement huileux. — On ajoute 60 grammes d'huile blanche au lavement émollient. — *Lavement d'huile de ricin* : On délaye dans du jaune d'œuf la quantité d'huile de ricin prescrite par le médecin (on emploie un jaune d'œuf par deux cuillerées d'huile) et on émulsionne avec un demi-litre de décoction de graine de lin ou de guimauve. — *Lavement laxatif* : On délaye dans de l'eau tiède la quantité de miel de mercuriale fixée par le médecin; ordinairement 60 à 100 gr. — *Lavement laudanisé* : On ajoute le nombre de gouttes de laudanum fixé par le médecin dans un demi-lavement de guimauve ou d'amidon. — *Lavement de lin* (graine) : Faites bouillir pendant 10 minutes 45 gr. de graines de lin dans un demi-litre d'eau, passez.

Lavement au miel. — Délayez 100 grammes de gros miel (miel de Bretagne) dans assez d'eau pour obtenir un lavement d'un demi-litre.

Lavement de pavots. — Faites infuser pendant une demi-heure 20 gr. ou une tête de pavot dans un demi-litre d'eau et passez. Il faut jeter les semences. — *Lavement au perchlorure de fer* : On verse dans 500 gr. d'eau le nombre de gouttes indiqué par le médecin. On peut administrer avec un irrigateur, l'instrument étant toujours un peu gras le perchlorure n'a pas le temps d'attaquer le métal. — *Lavement purgatif* : On fait infuser 15 gr. de séné dans un demi-litre d'eau bouillante. Cette infusion, qui est prolongée une demi-heure, ne doit pas être faite dans un vase métallique, à moins qu'il ne soit étamé ; on passe et on fait dissoudre dans le lavement 15 gr. de sulfate de soude.

Lavement de savon. — On dissout 8 gr. de savon dans un demi-litre d'eau peu calcaire.

Lavement de son. — On fait bouillir 60 gr. de son dans trois quarts de litre d'eau, pendant 10 minutes : on passe avec expression pour retirer un demi-litre de lavement.

Lavement de tabac. — On fait infuser pendant une demi-heure 2 grammes de tabac dans un demi-litre d'eau bouillante.

Liniments.

Les *liniments* sont des médicaments liquides, tout au moins de consistance molle, destinés à être appliqués sur la peau, soit par onction, soit par friction. Les liniments sont toujours préparés par les pharmaciens ; ils sont constitués en général par des corps gras ou des liquides alcooliques. Il y a deux façons de se servir d'un liniment et il faut toujours demander au médecin laquelle des deux il faut employer.

Onction. — Cette opération consiste à appliquer légèrement le liniment sur l'endroit indiqué, et cela sans pratiquer de frictions. On fait cette application avec le doigt, un pinceau ou un petit morceau de flanelle. Dans ce dernier cas, il faut toujours demander au médecin si l'on doit ou non laisser appliquée en compresse la flanelle imprégnée du liniment. On pratique surtout l'onction avec les liniments calmants et de nature grasse, par exemple un mélange de baume tranquille et de chloroforme. L'onction faite avec un liquide alcoolique prend dans quelques cas le nom de badigeonnage ; on la pratique avec un pinceau (teinture d'iode).

Friction. — La friction est une opération dont le nom indique suffisamment la nature. On la pratique soit avec la main, soit avec un morceau de flanelle : lorsque la peau est devenue rouge et brûlante, on verse sur le linge ou dans la main une quantité suffisante du médicament et l'on continue la friction. On peut ensuite laisser le linge appliqué en compresse. Il faut toujours demander au médecin de quelle manière on doit procéder. Toutes les fois que le liniment sera de nature alcoolique, il faut éviter d'approcher une lumière pendant que l'on en fait usage (baume de Fioraventi) et avoir soin de bien boucher la bouteille.

Liniment ammoniacal. — Préparation rubéfiante énergique ; on l'applique ordinairement par friction. Il ne faut jamais, à moins d'ordre contraire de la part du médecin, laisser appliqué en compresse le linge qui a servi à la pratiquer, car on pourrait alors produire de la vésication. Éviter de respirer les vapeurs ammoniacales qui se dégagent et tenir le flacon bien bouché.

Liniment au chloroforme. — Il faut appliquer très promptement afin d'éviter l'évaporation.

Liniment diurétique. — Mélange de teinture de scille et de digitale. On trempe dans ce liniment une compresse épaisse que l'on applique sur le ventre. On peut recouvrir avec du taffetas gommé pour prévenir une évaporation trop rapide.

Liniment excitant du Codex. — Renferme des liquides inflammables, doit être manié loin du feu ou d'une lumière.

Liniment mercuriel ammoniacal. — Ce liniment renferme du mercure, il est donc nécessaire que la personne qui en fait usage quitte les bagues qu'elle peut porter.

Liniment oléo-calcaire. — Employé contre les brûlures ; il faut imprégner *largement* les compresses, afin qu'elles ne puissent pas adhérer à la peau. On se sert soit de coton cardé, soit de linge fin fenêtré ou non.

Liniment vésicant avec les cantharides. — On commence par pratiquer une friction sèche pour congestionner la peau et la faire rougir, puis on applique une compresse imbibée du liniment.

Liqueurs.

On désigne sous ce nom des solutions, dans l'eau distillée, de substances chimiques douées d'une grande activité et que l'on administre ordinairement par gouttes. On compte ordinairement le nombre de gouttes fixé par le médecin, au moyen d'un appareil spécial nommé compte-goutte. (Voir t. III, p. 76.) Il existe un très grand nombre de ces instruments, mais quelle que soit leur disposition, il faut toujours veiller à ce que l'extrémité par où s'écoulent les gouttes soit bien calibrée. C'est son diamètre extérieur qui règle la grosseur de la goutte ; il doit être de 3 millimètres. Si l'on n'a pas de compte-goutte, on peut faire usage d'un petit tuyau de plume que l'on trempe dans le liquide, et, quand il est en partie plein, on bouche l'extrémité supérieure avec le doigt, on détermine ensuite l'écoulement des gouttes en soulevant légèrement le doigt. On peut enfin compter directement avec la bouteille en retirant un peu le bouchon, en tenant la bouteille à pleine main, la chaleur fait dilater l'air qui chasse devant lui le liquide et l'écoulement est assez régulier.

Quel que soit le moyen employé, il est préférable de compter les gouttes dans une petite cuiller, on les mélange ensuite avec le liquide dans lequel on doit les prendre. De cette façon, si on a laissé s'écouler un trop grand nombre de gouttes, on peut remettre le liquide dans la bouteille et recommencer ensuite.

Liqueur de Fowler. — Préparation arsénicale très active, la dose ne doit pas dépasser 20 gouttes par jour. A défaut d'indication, on verse les gouttes dans une cuillerée d'eau pure ou sucrée, afin de les administrer plus facilement.

Liqueur de Pearson. — Autre solution arsénicale moins active que la précédente ; on peut aller jusqu'à 40 gouttes.

Liqueur de van Swieten.—Dose habituelle, une cuillerée par jour dans un verre de lait. On peut à la rigueur faire usage d'une cuiller d'argent, à la condition de ne *pas y laisser séjourner la liqueur.*

Loochs.

Le *looch blanc* ou amygdalin est une potion qui a pour véhicule le lait d'amandes (Voir *Emulsions*, page 92, et *Potions*, page 124).

Lotions.

Les *lotions* sont des médicaments liquides destinés à laver certaines parties du corps ou certaines plaies.

Ordinairement, on ne les laisse pas séjourner et on les emploie froides : elles diffèrent des fomentations par ces deux points. Quelques-unes cependant peuvent être appliquées en compresses ; elles ont, la plupart du temps, pour base, l'eau commune additionnée de substances chimiques, de sels, d'acides, d'alcalis ; ou bien de l'alcool, des infusions ou décoctions. — Les lotions sont ordinairement préparées par la garde-malade ; le pharmacien remet le médicament liquide en indiquant la quantité à ajouter dans un litre d'eau, ou bien le sel, divisé par paquets destinés à être dissous dans l'eau.

Lotion alcaline. — Faites dissoudre 50 gr. de carbonate de potasse dans un litre d'eau et filtrez.

Lotion de borax. — On dissout 60 gr. de borax dans un litre d'eau chaude.

Lotion désinfectante au permanganate de potasse. — On dissout un gramme de ce sel pour un litre d'eau ; cette solution se décomposant très facilement, il ne faut jamais sortir du flacon que la quantité de liquide nécessaire pour chaque lotion ; on reconnaît qu'elle n'est plus active lorsqu'elle a perdu sa transparence et sa belle couleur violette, et qu'elle est devenue brune et trouble.

Lotion mercurielle au sublimé. — Toujours préparée par le pharmacien ; il faut la manier avec précaution ; verser la quantité nécessaire à chaque lotion dans un vase de terre ou de porcelaine mais jamais de métal ; quitter ses bagues et tenir le flacon sous clef.

Lotion au perchlorure de fer. — On verse dans un litre d'eau la quantité de perchlorure liquide fixée par le médecin (de 1 à 3 cuillerées).

Lotion phéniquée. — Solution au titre variable suivant l'indication du médecin ; elle est préparée par le pharmacien, ou bien il délivre une fiole dont il faut, par exemple, mettre une cuillerée par litre d'eau.

Lotion au quinquina. — Faites une décoction d'une demi-heure avec 30 gr. de quinquina gris pour un un litre d'eau.

Lotion savonneuse. — Faites dissoudre à chaud 60 gr. de savon de Marseille dans un litre d'eau.

Lotion sulfurée ou *sulfureuse.* — On dissout 20 gr. de sulfure de potassium (foie de soufre) dans un litre d'eau ; cette solution ne doit être ni préparée ni conservée dans des vases métalliques. Quitter ses bagues.

Lotion de tan. — Infusion de 60 gr. de tan ou écorce de chêne dans un litre d'eau.

Lotion vinaigrée. — On verse un quart de litre de vinaigre dans un litre d'eau froide.

Miels et mellites (Voir Sirops).

Onguents (Voir Pommades).

Opiats. — Electuaires.

Ces deux mots désignent des médicaments destinés à l'usage interne et qui ont la consistance d'une pâte molle. Ces préparations sont toujours délivrées par le pharmacien et leur administration est très simple. Leur consistance est telle qu'on peut facilement les rouler en boulettes dont la grosseur est indiquée par le médecin ; le malade absorbe directement cette boulette dont on facilite l'ingestion par celle de quelques gorgées de liquide. On peut envelopper ces boulettes dans du pain azyme, ou bien dans une feuille de papier fin (papier de soie, papier à cigarettes) qu'on enduit d'un peu d'huile ou de beurre frais.

On fait quelquefois délayer un électuaire dans l'eau.

par exemple, s'il s'agit de l'administrer en lavement. On place dans un bol la quantité prescrite et on l'écrase avec le dos d'une cuiller, puis on le délaye avec soin, en ajoutant peu à peu environ son poids d'eau. Cette bouillie demi-liquide, est ensuite mélangée à la quantité d'eau voulue.

Pastilles. — Tablettes.

Les *pastilles* sont toujours délivrées par le pharmacien. On doit les administrer de la manière suivante :

Pastilles de calomel. — Employées chez les enfants comme vermifuge ; on doit les administrer le matin à jeûn ; leur nombre est fixé par le médecin. On peut donner à manger une demi-heure après, mais il faut éviter les aliments trop salés ou acides (confitures). On peut les croquer.

Pastilles de baume de Tolu. — On les administre à volonté pour le rhume, une à deux après la toux ; il est préférable de les laisser fondre dans la bouche.

Pastilles de bicarbonate de soude ou de *Vichy.* — On les donne à la dose de 2 à 4, après où avant le repas ; toujours après, lorsqu'il n'y a pas d'indication du médecin ; *il faut les laisser fondre dans la bouche* ; la sécrétion de la salive est excitée et cette salive concourt à l'effet digestif des pastilles.

Pastilles de chlorate de potasse. — Une ou deux par heure, les laisser fondre dans la bouche afin que le sel puisse se dissoudre dans la salive et agir localement.

Pastilles d'ipéca et de kermès. — Expectorantes. Celles de kermès sont beaucoup plus actives. En cas de non-indication, on peut prendre une pastille d'ipéca toutes les heures, et une de kermès toutes les deux heures. Cesser une demi-heure avant le repas et ne recommencer qu'une heure après ; autrement il pourrait survenir des nausées et même des vomissements. On peut indifféremment les croquer ou les laisser fondre dans la bouche.

Pastilles de pepsine : Deux à quatre au milieu et à la fin du repas.

Pâtes.

PATE DE GUIMAUVE, JUJUBES, LICHEN, RÉGLISSE
(A volonté.)

Pilules, bols, granules, capsules et perles.

Les *pilules* sont des médicaments solides qui sont divisés en petites masses sphériques que le malade doit *avaler sans les mâcher*. Leur grosseur n'est jamais considérable. Leur consistance est telle qu'elles ne peuvent s'écraser dans la bouche : dans le but de leur enlever tout goût et toute odeur, on argente ordinairement les pilules ou on les couvre d'un vernis spécial au baume de Tolu. Les pilules doivent toujours être préparées au moment du besoin, et cette préparation est toujours longue ; la garde-malade ne doit pas l'oublier et il faut qu'elle remette l'ordonnance le plus promptement possible au pharmacien.

Mode d'administration. — Il y a deux manières de faire prendre les pilules : 1° On remplit d'eau une cuiller et on y place les pilules, le malade porte profondément cette cuiller dans la bouche et absorbe le tout ; 2° On prend un verre d'eau d'une main et de l'autre on jette les pilules une à une au fond de la bouche, ou on les dépose sur la langue, et on avale une gorgée d'eau qui les entraîne. On peut aussi les enrouler dans une cuillerée de confitures et un pruneau dont on a enlevé le noyau.

Les *bols* sont des pilules très grosses, leur consistance est ordinairement plus molle que celle des pilules, afin qu'on puisse les diviser si leur grosseur est un obstacle à leur ingestion On les administre de la même manière que les pilules ; au besoin, on peut les envelopper dans du pain azyme ou du papier huilé.

Granules. — Les granules ne diffèrent des pilules que par leur volume qui est beaucoup moins considérable. Ils renferment, en général, des médicaments actifs et font presque toujours partie d'un traitement de longue durée. On les prend très souvent au moment du repas et leur administration n'offre aucune difficulté.

Capsules et perles. — Les pilules et bols ne renferment que des médicaments solides ; les capsules et perles contiennent des médicaments liquides. Les *capsules* sont constituées par une petite enveloppe molle de gélatine qui affecte la forme d'une poire ; cette enveloppe, primitivement vidée, a été remplie de liquide et fermée ensuite.

Les *perles* diffèrent des capsules en ce qu'elles sont plus petites, sphériques, entièrement remplies par le médicament et très peu élastiques. On doit les administrer comme les pilules, mais il ne faut pas les conserver longtemps dans la bouche, car la gélatine qui constitue l'enveloppe se dissoudrait et le médicament se répandrait dans la bouche.

Pour l'*administration des pilules, bols*, etc., il faut se conformer aux instructions du médecin, relativement au nombre et à la distance qui doit séparer chaque administration. Lorsque les malades ont éprouvé beaucoup de difficulté à absorber la pilule, il est bon de leur faire avaler quelques gorgées de liquide afin de l'entraîner si elle était restée adhérente à quelque point du pharynx.

Pommades, onguents, cérats, glycérolés.

Tous ces médicaments, de consistance molle, ont pour base des corps gras, sauf les glycérolés, et sont destinés, soit au pansement des plaies, soit à être étendus sur la peau afin de faire absorber par elle les médicaments qu'ils renferment.

Les *pommades* sont constituées par de l'axonge (graisse de porc), chargée de substances médicamenteuses par mélange ou solution. Aujourd'hui, on remplace dans presque tous les cas l'axonge par la *vaseline*, carbure d'hydrogène, analogue à l'huile de pétrole, mais solide à la température ordinaire. La vaseline ne peut pas *rancir* et dès lors, les pommades se conservent indéfiniment.

Les *onguents* diffèrent des pommades en ce qu'il entre dans leur composition des corps résineux.

Les *cérats* sont constitués par un mélange de cire et d'huile d'amandes douces, émulsionné avec une eau distillée aromatique (eau de rose).

Les *glycérés* et *glycérolés* ont pour excipient la glycérine pure ou le glycérolé d'amidon. Ils offrent sur les corps gras précédents l'avantage d'être solubles dans l'eau. — Ces divers médicaments sont toujours préparés par le pharmacien, la garde-malade doit seulement savoir les appliquer.

POMMADES. — On applique les pommades sur la peau

par *onction* ou par *friction*. Nous avons expliqué ces termes en parlant des *liniments* (page 110). — Ce dernier mode d'application est nécessaire toutes les fois que la pommade est destinée à faire absorder par la peau le médicament qu'elle renferme. Il est même bon de faire précéder son application d'une friction sèche, et de laisser appliqué en compresse le linge qui a servi à l'appliquer.

Pommade d'aconit, belladone, ciguë, digitale, stramonium. — Il faut appliquer ces pommades par onction simple ou par friction, suivant l'indication du médecin. Très souvent, on laisse appliqué en compresse, un linge imprégné de pommade, ou bien on recouvre la partie enduite d'un cataplasme de farine de lin. — *Pommade antigaleuse* (*antipsorique*) *d'Helmerich* (Voir tome III, page 229). — *Pommade au calomel*. On ne doit pas en étendre sur la peau une couche trop épaisse. — *Pommade camphrée*. On fait dissoudre à une douce chaleur 30 grammes de camphre en poudre dans 100 grammes d'axonge ou de vaseline. En été, on prend seulement 90 gammes d'axonge et on met 10 grammes de cire pour que la pommade soit plus ferme. — *Pommade au chloroforme*. Il faut tenir le flacon bien bouché et dans un endroit frais. Il faut faire rapidement la friction, et faire spécifier s'il faut ou non laisser la compresse appliquée. — *Pommade citrine*. On l'emploie en frictions contre la gale. Sa consistance étant assez ferme, on peut se servir du morçeau de pommade pour frotter la peau. Il faut avoir la précaution de quitter ses bagues.

Pommades épispastiques jaune et verte. — Il faut en étaler une couche mince sur une feuille de *bette* ou de *lierre* ou bien de papier brouillard.

Pommade de Gondret. Pommade ammoniacale. (Voir *Liniment ammoniacal*, p. 111.)

Pommade d'iodure de potassium. — Il faut conserver cette pommade avec beaucoup de soin. Elle s'altère, en effet, facilement, au contact de l'air et d'un assez grand nombre de substances. On retire du pot, au moyen du doigt, ou mieux, d'une petite spatule, ce qui est nécessaire pour chaque friction. Il faut ensuite fermer le pot avec soin. On applique cette pommade par friction et on laisse très souvent appliqué en compresse le linge qui a servi à la pratiquer.

Pommade mercurielle. — Pour appliquer cette pommade, il faut avoir soin de quitter ses bagues. Bien se conformer aux instructions du médecin relativement au nombre des frictions et à la quantité à employer chaque fois. — *Pommades ophthalmiques.* (Voir COLLYRES MOUS, page 89.)

Pommade stibiée, d'émétique, d'Autenrieth. — On doit appliquer cette pommade avec précaution à l'endroit fixé par le médecin. On l'applique avec le doigt nu ou garni d'un petit linge. On frotte quelques instants. Il faut ensuite avoir soin de recouvrir avec un linge, d'abord pour empêcher que la pommade ne soit enlevée, ensuite pour que le malade n'y porte pas les doigts, et de là à la bouche, ce qui pourrait donner lieu à des vomissements. Pour la même raison, la garde devra immédiatement se laver les mains. — L'application de cette pommade donne lieu à la formation de pustules abondantes et de grosseurs souvent assez considérables. Parfois elles se rejoignent et constituent une petite plaie. On peut panser avec du papier brouillard et du cérat ou de la vaseline, et, lorsqu'il ne s'écoule plus de sérosité, avec de la poudre d'amidon.

ONGUENTS. — Les onguents, avons-nous vu, diffèrent des pommades, parce qu'il entre dans leur composition des corps résineux; ils en diffèrent aussi parce qu'ils sont destinés à être appliqués sur des plaies pour les faire suppurer ou dessécher. Les onguents sont toujours appliqués par *onction* ; leur consistance est assez molle pour qu'on puisse les étaler facilement et sans exercer une grande pression.

Onguent basilicum ou *suppuratif*. — Très employé comme maturatif et suppuratif. Comme maturatif, on peut l'étendre à la surface de l'abcès et recouvrir d'un cataplasme. Pour éviter la douleur que cause l'application directe sur la peau, on peut étendre l'onguent sur le cataplasme ; cette dernière manière de faire est même préférable. Lorsque l'onguent est employé comme suppuratif, on en imprègne un plumasseau de charpie que l'on couche dans la plaie.

Onguent digestif. — Cet onguent, qui est un très bon suppuratif, peut être préparé par l'infirmière, bien qu'il soit ordinairement délivré par le pharmacien. On bat 40 gr. de térébenthine du mélèze avec un jaune d'œuf (20 gr.), et quand le mélange est bien fait on ajoute peu à peu 10 gr. d'huile d'olives. — *Onguent digestif animé* : plus actif que le précédent, il contient du styrax. — *Onguent digestif mercuriel*. Cet onguent renfermant du mercure, il faut le manier en observant les précautions que nous avons indiquées pour la *pommade mercurielle* (page 121). On imprègne des plumasseaux de charpie avec ces onguents et on les couche dans la plaie. — *Onguent de la mère*. Même mode d'emploi que pour l'onguent basilicum.

Cérats. — Les cérats ne diffèrent des pommades que par la composition de leur excipient. Leur usage thérapeutique est le même, et on les emploie de la même façon. Comme corps gras, ils adhèrent moins à la peau que les pommades, et une simple lotion à l'eau chaude suffit pour les enlever. Leur conservation est un peu moins assurée ; l'eau se sépare facilement ; aussi est-il bon de ne les faire préparer qu'en petite quantité à la fois.

Cérat belladoné. — Il contient un dixième de son poids d'extrait de belladone, c'est donc une préparation très active. La belladone est énergiquement absorbée, et il n'est pas rare de voir survenir de la dilatation des pupilles. Il faut, dans ce cas, prévenir le médecin, qui avise. Ce cérat est appliqué largement et on peut recouvrir d'un cataplasme.

Cérat de Galien. — C'est le cérat ordinaire ; celui que l'on délivre toujours à défaut de dénomination ; il est blanc ou jaune suivant la couleur de la cire qui a servi à le préparer. C'est toujours celui qu'il faut employer pour le pansement dit au cérat. Pour le *pansement des plaies*, des *vésicatoires*, etc., on l'étale sur du papier de soie ou sur du linge fenêtré.

Cérat mercuriel. — Mêmes précautions que pour la pommade de même nom. — *Cérat saturné :* On peut le préparer au moment du besoin en battant 10 gr. d'extrait de saturne avec 90 gr. de cérat. — *Cérat simple* ou *cérat sans eau :* Peut être préparé par la garde-malade. On fait fondre à une douce chaleur 10 gr. de cire blanche ou jaune dans 30 gr. d'huile d'amandes, et l'on coule dans un petit pot ou dans un moule en papier.

GLYCÉROLÉS. — Ces médicaments, qui s'emploient comme les pommades et dans le même but, ont pour excipient, soit la *glycérine pure*, soit le *glycéré* ou *glycérolé d'amidon*. La glycérine est un liquide incolore, visqueux, onctueux au toucher, d'une saveur douce et qui, au premier abord, ressemble à un corps gras ;

une propriété bien tranchée l'en distingue, c'est qu'elle est soluble dans l'eau. Il est donc très facile de nettoyer l'endroit où aura eu lieu une application de glycérine ou de glycérolé. Presque tous les corps qui sont solubles dans l'eau se dissolvent également dans la glycérine, c'est là un avantage précieux.

Glycérolé d'amidon. — On délaye 10 gr. d'amidon pulvérisé dans 150 gr. de glycérine, et l'on chauffe à une douce chaleur, en remuant sans cesse, jusqu'à ce que la masse soit prise en gelée. C'est tout simplement de l'empois d'amidon fait avec de la glycérine. Toutes les fois que le glycérolé d'amidon est mis en contact avec une préparation iodée, il se colore en bleu. On emploie le glycérolé d'amidon en nature, comme adoucissant ; mais il sert surtout d'excipient pour les glycérés de goudron, d'iodure de potassium, de soufre, etc.

Potions.

Les *potions* sont des médicaments liquides toujours préparés par le pharmacien et au moment du besoin. On les administre ordinairement par cuillerées à bouche. Les potions n'étant jamais préparées d'avance, la garde-malade devra remettre le plus promptement possible l'ordonnance au pharmacien.

Mode d'administration. — Il faut bien se faire indiquer par le médecin la grandeur de la cuillerée que l'on doit donner au malade : cuiller à bouche, à dessert ou à café. La cuiller à bouche représente environ 20 gr. de potion, la cuiller à dessert 12 gr. et la cuiller à café 5 gr.

Quel intervalle faut-il mettre entre chaque administration ? Combien de temps avant de manger faut-il suspendre l'administration et combien après la reprendre? En cas de sommeil, faudra-t-il ou non réveiller le malade pour lui faire prendre la cuillerée? Voilà des points importants sur lesquels la garde-malade ou la mère de famille devra se faire renseigner d'une façon très précise, par le médecin. — Si la potion renferme des substances insolubles, il faudra toujours agiter la bouteille avant d'en faire usage (sous-nitrate de bismuth), et faire avaler ensuite une gorgée d'eau sucrée ou de tisane. Bien la boucher si elle renferme des substances volatiles (éther).

Conservation. — Les potions ne sont pas faites pour se conserver plus de 24 heures, surtout en été ; quelques-unes même peuvent s'altérer pendant ce laps de temps. On doit les tenir bouchées et plongées dans un vase plein d'eau fraîche. On doit tenir également plongée dans un verre d'eau la cuiller qui sert à administrer la potion, afin que le sirop de cette dernière ne puisse se dessécher.

Potion antivomitive de Rivière, antiémétique gazeuse. — Cette potion est toujours préparée par le pharmacien, qui délivre deux fioles : l'une étiquetée n° 1, *potion alcaline*, l'autre n° 2, *potion acide*. — On administre d'abord une cuillerée de la potion n° 1, puis immédiatement après une cuillerée de la potion n° 2: le dégagement gazeux se fait dans l'estomac. Il ne faut pas intervenir l'ordre des potions, car le n° 2 étant aromatisé laisse un goût agréable dans la bouche. Quelquefois, on fait mélanger dans un verre une cuillerée de chaque potion : on agite et l'on fait boire immédiatement. Le premier mode d'administration est préférable et c'est lui qu'on doit suivre toutes les fois que le médecin n'a rien spécifié.

Potion ammoniacale. — Tenir cette potion au frais et avoir soin de bien boucher le flacon.

Potion antispasmodique à l'éther. — Tenir le flacon au frais et bien bouché. Agiter la bouteille à chaque fois, et, lorsque la cuiller est remplie, il faut la faire boire immédiatement, sans quoi l'éther pourrait s'évaporer.

Potion balsamique de Choppart. — Agiter *très énergiquement* la bouteille, recommander au malade de porter aussi profondément que possible dans la bouche : c'est un excellent moyen pour ne pas percevoir le goût ; au besoin pincer le nez et avaler ensuite une gorgée d'eau froide, croquer une pastille de menthe.

Potion au bismuth. — Bien agiter la bouteille ; au commencement, faire prendre de petites doses (une cuiller à café) fréquemment répétées (tous les quarts d'heure), puis espacer davantage en augmentant la grandeur des cuillerées.

Potion au musc. — Avoir soin de bien agiter la bouteille et la boucher. Pour enlever l'odeur du musc, on peut laver la cuiller, les mains, etc., avec un peu d'eau renfermant de la farine de moutarde.

Potion purgative à la magnésie. — *Potion purgative du Codex.* — *Médecine noire.* — Sont préparées par le pharmacien. Doivent être prises en une seule fois le matin à jeûn ou bien en deux fois, mais dans l'espace d'une demi-heure. (Voir *Purgatifs*, page 150.)

Potion vomitive. — (Voir *Vomitifs*, page 151).

Poudres.

Les *poudres* constituent une forme pharmaceutique très employée. Elles sont *simples* lorsqu'elles proviennent de la division d'un seul médicament. — Les poudres *composées* résultent du mélange de plusieurs poudres simples. Au point de vue de leur *administration*, on peut partager les poudres en deux classes, celles qui sont réservées à l'usage interne ou celles qui sont réservées à l'usage externe, nous indiquerons les particularités de chacune de ces dernières. Quant aux premières, voici les principaux modes d'administration.

D'abord, le médecin les fait toujours diviser en *prises* ou *paquets* dont il fait prendre un toutes les demi-heures, toutes les heures ou bien à chaque repas, etc. Pour chaque cas, la garde-malade devra se conformer aux instructions données, relativement au nombre de prises à administrer dans les 24 heures ; à l'intervalle qui doit séparer chaque admistration ; combien de temps avant ou après les repas.

Si la poudre est soluble, on la place dans un verre et on la dissout dans une ou deux cuillerées d'eau ; au besoin, l'on peut employer de l'eau sucrée que l'on aromatise selon le goût du malade. Il ne faut jamais mettre plus d'un demi-verre d'eau. Si le goût est désagréable, il vaut mieux présenter au malade une solution plus concentrée qu'il avalera dans une seule gorgée, et il pourra ensuite prendre un peu d'eau aromatisée. — Lorsque la poudre est insoluble, il y a un assez grand nombre de modes d'administration :

1° Si la poudre n'a pas d'odeur répugnante, on peut l'administrer en suspension dans de l'eau ou dans tout autre liquide. On place la poudre au fond d'un verre avec une très petite quantité d'eau, et avec une cuiller on la mélange de façon à bien mouiller et à faire une pâte épaisse. On ajoute ensuite peu à peu, et en délayant avec soin, assez d'eau pour faire une bouillie claire, et on administre immédiatement sans donner à la poudre le temps de se reposer.

2° Dans des pains azymes (hosties). — On place le pain azyme sur une cuiller, puis on l'arrose avec un peu d'eau : il s'imbibe, devient flexible et se moule sur la cuiller. On verse alors la poudre, puis on rabat par-dessus les bords du pain azyme. On remplit alors en partie la cuiller d'eau, le pain azyme se détache du fond et on fait avaler en portant assez profondément la cuiller dans la bouche, de façon à ce que la pression des lèvres ne puisse crever le pain azyme. — Aujourd'hui les pharmaciens délivrent les poudres enfermées entre deux rondelles de pains azymes qui sont soudées sur leurs bords (*cachets*). Pour administrer un cachet on le place à la surface de l'eau contenue dans un verre : le cachet s'imbibe d'eau, devient plus lourd et au moment où il va plonger dans l'eau, on passe dessous une cuiller, et on le retire ainsi sans y toucher avec les doigts.

3° On fait très souvent absorber les poudres dans une cuillerée de soupe au pain : on remplit très peu la cuiller, en plaçant de préférence une petite couche de pain. On place la poudre; puis on recouvre avec une autre couche de pain.

4° On place encore la poudre entre deux couches de confiture : — ou dans un pruneau bien cuit : on enlève le noyau et on introduit la poudre dans la cavité.

Poudre de calomel. — Les prises de calomel sont toujours très petites, à moins que le médecin n'ait eu la précaution de faire mélanger cette substance avec du sucre. Dans ce dernier cas, si on les administre délayées dans l'eau, il faut savoir que le sucre seul se dissoudra : le calomel tombe au fond du verre, il faut donc bien agiter et faire prendre immédiatement. — Ne jamais administrer le calomel dans des confitures; ni faire suivre son ingestion de celle de boissons acides.

Un très bon moyen pour l'administrer, surtout aux enfants qui sont au lit, consiste à verser directement sur la langue le contenu du paquet, puis on administre une ou deux cuillerées d'eau qui entraîne la poudre.

Poudres dentifrices. — On les applique sur les dents au moyen du doigt ou d'une petite brosse spéciale. On trempe d'abord cette brosse dans l'eau, puis dans la poudre qui s'attache à elle. On emplit alors la bouche d'eau que l'on retient en appliquant les mâchoires l'une contre l'autre. Cette eau s'écoule, délaye la poudre que l'on étend sur les dents avec la brosse : on fait mouvoir cette dernière latéralement ou de bas en haut.

Poudre désinfectante. — *Plâtre coalté.* — C'est du plâtre contenant de 1 à 4 0/0 de goudron de houille : on en saupoudre les plaies ou bien on en confectionne une pâte avec de l'huile ou de la glycérine et on l'applique en *cataplasmes.*

Poudre diurétique. —*Poudre des voyageurs* — Est délivrée par paquet de 10 grammes. On fait fondre chaque paquet dans une bouteille d'eau : toute la poudre ne fond pas. On agite au moment d'en faire usage.

Poudre gazeuse. — *Poudre de Seltz.* — Le pharmacien remet deux paquets : un *bleu*, *alcalin*, et un *blanc*, *acide*. On prend une bouteille forte (bouteille à limonade), on la remplit d'eau seulement jusqu'à la naissance du goulot, on prépare le bouchon et une ficelle ; cela fait, on verse le contenu des deux paquets dans la bouteille, on enfonce le bouchon et on le maintient au moyen de la ficelle. Le gaz se dégage et se dissout dans l'eau, on tient la bouteille *couchée* pendant ce dégagement. En ajoutant à l'eau du sirop aromatisé (3 cuillerées à bouche), on obtient de la limonade.

Poudre kermétisée. — Mélange de kermès et de sucre, administré comme expectorant : bien faire spécifier le nombre de prises et l'intervalle de temps qui doit séparer chaque administration ; la cesser une heure avant pour reprendre deux heures après le repas. Ne pas administrer avec des confitures ou liqueurs acides il est préférable d'employer l'eau sucrée. Le sucre seul fond ; bien agiter.

Poudres martiales ferrugineuses diverses. — On les administre en général au commencement ou au milieu des repas ; si elles sont solubles, on les dissout dans un peu d'eau pure ou rougie ; dans le cas contraire, on les absorbe dans une cuillerée de potage.

Poudre de seigle ergoté. — Préparée par le pharmacien au moment même du besoin, elle est pour ainsi dire toujours administrée en présence du médecin. On l'enveloppe dans du pain azyme ou on la délaye dans un peu d'eau. Le meilleur véhicule est l'eau renfermant un cinquième de son volume d'eau-de-vie.

Pulpes.

Médicaments de consistance molle, obtenus en divisant des substances végétales ou animales et en passant au travers d'un tamis, de façon à séparer les parties grossières. Les pulpes ne peuvent se conserver ; elles doivent donc être préparées au moment du besoin. Quelquefois la garde-malade en est chargée. On pulpe très souvent des fruits, des légumes, des raisins, etc. — Il faut toujours bien faire spécifier si la pulpe doit être crue ou cuite ; les propriétés sont entièrement différentes dans ces deux cas ; ainsi la pulpe d'oignons crus est rubéfiante, agit comme un sinapisme ;

celle d'oignons cuits est émolliente comme la graine de lin.

Pour *préparer* ces pulpes, on divise la substance au moyen d'une râpe; c'est ainsi qu'on prépare la pulpe de carottes, de pommes de terres, d'ail, d'oignons. Lorsque la substance n'offre pas assez de consistance pour être râpée (pomme de terre cuite, feuilles de ciguë, etc.), on se contente de la triturer dans un mortier ou un vase résistant, et de la piler, puis on sépare les parties qui ne sont pas suffisamment divisées en faisant passer au travers d'un tamis ou d'une passoire métallique.

Pulpe de viande crue. — On prend de la viande de bœuf, filet ou faux-filet, et on commence par la diviser en très menus morceaux au moyen d'un couteau ou d'un hachoir (vulgairement faire de la farce), puis on place ce hachis dans un mortier de marbre ou à défaut dans un grugeoir en bois, et on pile énergiquement de façon à bien diviser. On porte ensuite dans une passoire à trous et à mailles très petites et on fait passer en appuyant fortement avec le pilon et en tournant en même temps, exactement comme pour obtenir de la pulpe de pommes de terre. On administre cette pulpe de viande en nature, on la roule en boulettes que l'on avale avec une gorgée d'eau, exactement comme un opiat; ou bien encore, on la mélange avec des confitures et l'on mange à la cuiller. — En délayant cette pulpe dans du bouillon gras froid et en exprimant fortement, on obtient le bouillon de viande crue. On doit le faire chauffer au bain-marie, en remuant avec le doigt qui sert en même temps de thermomètre; on retire du feu aussitôt que l'on éprouve une légère sensation de chaleur, autrement le bouillon se prend en masse, comme du blanc d'œuf.

Sirops.

Les *sirops* sont des médicaments liquides, constitués par des solutions médicamenteuses, dont la conservation est assurée par une proportion de sucre assez considérable, qui leur communique une consistance visqueuse. Les sirops sont toujours préparés par le pharmacien.

Les sirops sont *simples*, lorsqu'ils ont pour base un seule substance médicamenteuse (*sirop de gomme*, de *belladone*, etc.) ; ils sont composés lorsqu'il entre un certain nombre de substances dans leur composition (sirop de chicorée composé). Les sirops simples et composés sont des préparations *officinales*, c'est-à-dire qui sont préparées d'avance chez le pharmacien. Il suffit donc à ce dernier de les mélanger en se conformant aux quantités indiquées par le médecin. Les sirops constituent une forme pharmaceutique des plus usuelles. On les emploie, à cause de leurs propriétés propres, soit pour être pris en nature, soit pour édulcorer les tisanes ; ou bien encore on s'en sert comme véhicule pour administrer certains médicaments, par exemple on fera prendre le bromure de potassium dissous dans du sirop de laurier-cerise.

Mode d'administration. — Il est très simple; le goût des sirops, en effet, n'est jamais trop désagréable ; on les administre directement à la cuiller ; on avale ensuite une gorgée d'eau pour laver la bouche. Il y a quelques personnes auxquelles le goût *trop sucré* répugne. On verse alors la quantité de sirop prescrite dans un verre renfermant quelques cuillerées d'eau. Mêmes recommandations que pour les potions. Bien faire indiquer le *nombre*, la *grandeur* des cuillerées, l'*intervalle* à mettre entre chaque administration.

Très souvent, les sirops sont destinés à sucrer les tisanes, il faut alors faire spécifier si l'on peut en ajouter une quantité indéterminée, suivant le goût du malade, ou seulement une cuillerée. On doit tenir plongée dans un verre d'eau la cuiller qui sert à donner le sirop, de manière à ce qu'il ne puisse se dessécher ; ou bien encore la laver après chaque administration.

Conservation. — Les sirops se conservent en général très bien, il suffit de les tenir au frais ; en hiver, on les conserve dans une pièce où il n'y a pas de feu ; en été on peut les placer dans un vase plein d'eau. Si la quantité de sirop prescrite par le médecin est assez considérable et qu'elle doive durer un certain temps, il est bon de le conserver à la cave, et, pour l'usage, d'en recueillir une petite bouteille qui contienne seulement cinq ou six cuillerées. — La seule altération des sirops qui puisse se manifester est la fermentation. Le médicament n'est pas perdu pour cela, il suffit de faire recuire le sirop. Dans ce but, on le verse dans un vase métallique étamé ou de porcelaine ; on y ajoute une ou deux cuillerées d'eau et on porte à l'ébullition. On laisse seulement jeter quelques bouillons puis on passe à travers un linge et on laisse refroidir. Il ne faut boucher la bouteille qu'après refroidissement complet, et agiter fortement avant de descendre à la cave.

Sirops simples. — *Sirop d'acide cyanhydrique* : Médicament très actif, doit être administré avec la plus grande attention. — *Sirop d'acide tartrique et citrique* : A volonté dans l'eau, pour faire de la limonade.

Sirop de baume de Tolu. — A volonté, pur ou dans une tasse de tisane. — *Sirop de chloral* : Comme calmant, et si son usage doit être longtemps continué, par cuillerée à café toutes les deux ou trois heures, suivant l'indication; on l'administre pur en faisant ensuite avaler une gorgée d'eau, ou bien on délaye la cuillerée dans un verre d'eau de Seltz ou de Saint-Galmier. Comme soporifique: une cuillerée à bouche en se couchant, au moins trois heures après avoir mangé; si le sommeil n'est pas survenu au bout d'une demi-heure, on peut administrer une seconde cuillerée à bouche ou à dessert suivant l'indication.

Sirop de codéine, de morphine, etc. — Même mode d'administration que le sirop de chloral. — *Sirop d'éther*: Par cuillerée suivant l'indication, pur ou délayé dans l'eau. Il faut administrer aussitôt que le sirop est versé dans la cuiller; tenir le flacon bien bouché et au frais ou plongé dans l'eau. — *Sirop d'iodure de fer*: Par cuillerée à bouche, une ou deux par jour, le matin et le soir, ou immédiatement au commencement du repas. Tenir la bouteille bien bouchée et à *l'abri de la lumière*. — *Sirop sulfureux*: Tenir la fiole bien bouchée et dans l'obscurité. Avoir soin chaque fois de bien laver la cuiller. On peut, pour faire disparaître la saveur du sirop, donner à croquer quelques bonbons d'anis.

Sirops composés. — *Sirop antiscorbutique, sirop de raifort composé*. On les administre tous deux à la dose de une ou deux cuillerées à bouche, le matin ou le soir, ou bien au moment des repas. On peut, chez les grandes personnes, porter la dose à quatre cuillerées par jour. — *Sirop des cinq racines*: Diurétique très employé; le médecin fixe le nombre des cuillerées que l'on peut prendre dans une tasse de tisane de chiendent ou de queues de cerises. — *Sirop de Desessarts*: Excellent sirop pour les enfants, expectorant; dose par cuillerées à café ou à bouche, suivant l'âge ; on le donne pur ou dans une tasse de tisane. Ne pas administrer trop près des repas. — *Sirop de rhubarbe composé*, vulgairement *sirop de chicorée* : Laxatif et purgatif très employé pour les enfants; on administre par cuillerées à café ou à dessert, suivant l'âge; de préférence le soir ou le matin.

Mellites. — Préparations analogues aux sirops mais dans lesquelles le sucre est remplacé par du miel. — *Mellite de cuivre.* — *Onguent Ægyptiac* : Réservé pour l'usage externe. C'est un caustique; il faut agiter avec soin au moment de l'emploi, de façon à donner une couleur uniforme. — *Mellite* ou *miel de mercuriale* : On l'administre en lavements laxatifs à la dose de une à deux cuillerées, et en lavements purgatifs à la dose de deux à quatre cuillerées pour un lavement. — *Miel rosat* : On l'emploie en collutoire ou en gargarisme; on l'étend soit avec le doigt, soit avec un pinceau.

Sparadraps.

Les *sparadraps* ne sont autre chose que des écussons en toile préparés avec les emplâtres; on les applique comme ces derniers. — Le *sparadrap* commun, ou *diachylon gommé*, est employé comme agglutinatif pour faire les pansements.

Sucs.

Le seul qui nous intéresse est le *suc d'herbes* ou *dépuratif*. On l'obtient en pilant dans un mortier quantité égale de feuilles de *chicorée*, de *fumeterre*, de *cresson* et de *laitue*; on exprime fortement et l'on filtre le suc pour le clarifier. Il ne faut jamais faire chauffer un suc pour le clarifier, car il se coagule (comme du blanc d'œuf) et perd une partie de ses propriétés. Le suc d'herbes doit être préparé le soir pour le matin; on doit le filtrer pendant la nuit, car cette opération est fort longue. La dose est d'environ un verre.

Suppositoires.

Médicaments solides, ordinairement de nature grasse et qui sont destinés à être introduits dans le rectum ou dans le vagin. On leur donne habituellement la forme d'un petit cône. Les suppositoires ont presque toujours pour base le beurre de cacao; ils sont alors préparés par le pharmacien qui, en été, doit ajouter un peu de cire, afin de les rendre moins fusibles, et par suite, plus maniables. Le suppositoire, introduit dans le rectum, doit y être conservé; il fond et agit soit par lui-même, soit par les substances qu'on y a mélangées. Il est bon de vider préalablement le rectum au moyen d'un lavement, si cela est nécessaire. Il faut conserver le moins possible le suppositoire dans la main avant de l'introduire dans le rectum.

Suppositoires de savon. — On les prépare en taillant un petit cône dans un morceau de savon médicinal, où à la rigueur de savon de Marseille. — *Suppositoire au miel* : Faites cuire du miel à un feu doux, jusqu'à ce que, en projettant quelques gouttes sur un corps froid, le miel devienne cassant. Coulez alors de petits cônes en papier huilé.

Teintures, alcoolatures et alcoolats.

Les *teintures* sont des médicaments liquides de nature alcoolique ou éthérée, qui sont chargés des principes actifs d'une ou de plusieurs plantes. Les *alcoolatures* diffèrent des teintures en ce qu'elles sont préparées avec les plantes fraîches; elles sont plus actives. Les alcoolats ne sont autre chose que des *teintures distillées*; ils ne renferment donc que des éléments volatils. — Pour préparer les teintures, on emploie en général une partie de plante pour cinq d'alcool; pour les alcoolatures, on emploie poids égal.

Mode d'administration. — Quelques teintures peu actives sont administrées par cuillerées à café ou à bouche ; on les verse habituellement dans une petite quantité d'eau, ou d'une infusion appropriée. Mais le plus habituellement, on dose les teintures par gouttes; on les administre alors comme les *liqueurs* (Voir page 119). Il en est de même pour les alcoolatures. — Très souvent on emploie les teintures pour l'usage externe. Ne pas oublier que les teintures s'enflamment assez facilement; il faut donc éviter d'en approcher une bougie.

Conservation. — La conservation des teintures est indéfinie; il n'y d'autre précaution à prendre que de bien boucher le flacon pour qu'il n'y ait pas évaporation de l'alcool.

TEINTURES SIMPLES. — *Teinture d'aloès* : Excellent topique contre les brûlures; on imbibe largement des plumasseaux de charpie que l'on applique sur l'endroit atteint. — *Teinture de cantharides* : En frictions rubéfiantes et vésicantes ; mêmes précautions à prendre que pour l'huile de cantharides. — *Teinture de gentiane*. Amer et apéritif. Une cuillerée à café pour un demi-verre d'eau ou de vin ; administrez de même la teinture de colombo. — *Teinture d'iode* : Très employée en badigeonnages. (Voir tome III, page 69.) On emploie quelquefois la teinture d'iode en boisson ; il faut alors compter les gouttes avec soin, car c'est un médicament actif. — *Teinture de noix vomique* : Médicament très actif. On dose par gouttes que l'on verse dans une ou deux cuillerées d'eau ou dans du vin de gentiane ou de quinquina. — *Teinture de quinquina* : On administre par cuillerées à café dans un demi-verre de vin, ou l'on met quatre cuillerées à bouche pour faire un litre de vin de quinquina.

TEINTURES COMPOSÉES. — *Teinture balsamique.* — *Baume du Commandeur* : Excellent topique contre les coupures et les légères hémorragies. On imbibe des mèches de charpie et on les applique sur la coupure. — *Teinture de Jalap composée.* — *Eau-de-vie allemande* : Dose : une à trois cuillerées à bouche. On fait prendre dans un verre d'eau sucrée ou une tasse de thé (Voir *Purgatifs*, page 152). — *Teinture de Mars tartarisée* : Très bon ferrugineux et emménagogue. Dose : dix à quarante gouttes dans un peu d'eau sucrée ou d'eau rougie.

TEINTURES ÉTHÉRÉES. — Le liquide qui sert à préparer ces teintures est un mélange d'environ deux tiers d'éther et un tiers d'alcool. Ce genre de médicament est peu employé.

Mode d'administration. — On les dose par gouttes

comme les teintures alcooliques. On les administre dans un peu d'eau sucrée ou d'infusion ; dans ce dernier cas, il faut attendre que le liquide soit entièrement refroidi. — Tenir toujours le flacon bien bouché. Si on les emploie en frictions, bien veiller à ne pas approcher une lumière, car le danger que nous signalions pour les teintures est ici beaucoup plus grand.

Teinture éthérée de digitale. — A l'intérieur se prend par gouttes, à l'extérieur en frictions.— *Teinture éthérée de cantharides* : En frictions vésicantes ; outre les précautions générales, il faut bien se nettoyer la main. — *Teinture éthérée de perchlorure de fer* de *Bestuchef* : Doit être conservée dans l'obscurité.

Alcoolatures. — Les alcoolatures sont plus actives que les teintures, on les administre de la même manière. On emploie fréquemment l'alcoolature d'aconit ; on la dose par gouttes que l'on administre dans un peu d'eau sucrée ou une tasse de tisane.

Alcoolats. — Même recommandation et même mode d'administration que pour les teintures ; on les emploie surtout comme liniment. Les alcoolats simples, sauf ceux de *menthe*, d'*anis*, de *citrons*, d'*oranges*, sont très peu employés.

Alcoolats composés. — *Alcoolat de cochléaria composé* : On le fait prendre à la dose d'une cuillerée à café dans un peu d'eau ou d'une infusion ; on l'emploie très souvent en gargarisme pour baigner la bouche et surtout les gencives. On peut toucher les gencives avec le doigt ou un pinceau trempé dans cet alcoolat, ou bien on verse une cuillerée dans un demi-verre d'eau pour gargarisme.

Alcoolat de mélisse composé. — *Eau de mélisse des Carmes :* Par cuillerée à café dans un peu d'eau sucrée. On peut renouveler plusieurs fois l'administration. On frotte les tempes et les narines avec un linge imbibé de cet alcoolat, ou on fait respirer. On l'emploie en frictions stimulantes sur les membres. On fait précéder d'une friction sèche avec la main. L'eau de mélisse *jaune* ne diffère de la blanche que parce qu'elle est colorée avec un peu de safran.

Alcoolat de térébenthine. — *Baume de Fioravanti :* Toujours réservé pour usage externe. En friction avec un linge de flanelle ou la main ; on fait précéder d'une friction sèche. En collyre *gazeux* : on verse dans la paume de la main une cuillerée à café, on frotte les mains l'une contre l'autre et on les arrondit en coquille que l'on applique vivement au-devant des deux yeux, qu'il faut tenir ouverts. Il est bon d'incliner la tête en avant, de manière à ce que les mains soient horizontales et que l'alcool ne puisse arriver jusqu'aux yeux.

Alcoolat vulnéraire. — Même usage que celui des Carmes.

Tisanes.

Les *tisanes* sont des médicaments liquides constitués par de l'eau, en général peu chargée de principes médicamenteux ; elles sont destinées à servir de boisson habituelle au malade ; elles diffèrent en cela des apozèmes.

Préparation. — On prépare les tisanes par *solution, macération, infusion, digestion* et *décoction*. Nous dirons quelques mots de ces opérations qui sont presque toujours faites par la garde-malade.

Détails généraux. — Les substances qui servent à la

préparation des tisanes ne sont pas toujours délivrées par le pharmacien ; très souvent elles sont récoltées par les malades eux-mêmes. On doit les soumettre à un lavage à l'eau froide pour les débarrasser de la poussière et des substances étrangères qui peuvent les souiller. Les fleurs et les feuilles seront employées telles quelles, les petites racines seront divisées (chiendent, salsepareille), les grosses seront écrasées (ratanhia) ou râpées (gaïac), dans le but de les rendre plus perméables à l'eau. On se servira d'eau peu calcaire, il faut préparer les tisanes dans des vases de faïence terre cuite ou porcelaine, mais jamais dans des vases métalliques, à moins qu'ils ne soient étamés. L'usage des vases de fer est interdit.

Solution. — Ce mode de préparation est très restreint et ne s'applique qu'aux tisanes acides et à celles obtenues en mélangeant des sirops médicamenteux avec de l'eau. On préparera la tisane de coings de groseilles, etc., en dissolvant une cuillerée des sirops correspondants dans un verre d'eau chaude ou froide.

Macération. — Après avoir lavé la substance, on la place dans un vase avec la quantité d'eau froide prescrite, on laisse en contact de 6 à 12 heures en agitant de temps à autre. On passe à travers un linge.

Infusion. — On porte de l'eau à l'ébullition, puis on projette la substance; on couvre et on retire du feu. On laisse *infuser* environ 20 minutes, et on passe.

Digestion. — C'est une infusion prolongée ; lorsque la substance est introduite dans l'eau et le vase couvert, au lieu de la soustraire entièrement à l'action du feu, on l'en éloigne seulement, de façon à ce que l'eau, tout en n'étant plus en ébullition, reste très chaude un temps suffisant. On passe à travers un linge.

Tableau synoptique de la préparation des tisanes.

NOMS	PARTIE EMPLOYÉE	DOSE pour UN LITRE.	MODE DE PRÉPARATION.	DURÉE	OBSERVATIONS
Absinthe	Feuilles	5 gr.	Infusion.	1/2 h.	
Ache	Racines	10	—	1/2	
Acides	La quantité est remise par le pharmacien.		Solution.	»	Ne pas préparer ni conserver dans des vases métalliques.
Albumineuse	Blanc d'œuf	N° 4	—	»	Battre avec des verges et ajouter 10 gr. d'eau de fleurs d'oranger.
Angélique	Semences et racines	6 gr.	Infusion	1/4	
Anis vert et étoilé	Fruits	10	—	1/2	
Armoise	Feuilles	10	—	1/2	Passer à travers un linge *très* fin pour retenir les poils.
Arnica	Fleurs	4	—	1/4	
Asperges	Racines (rhizôme)	20	—	2	Bien concasser la racine.
Aunée	Racines	20	—	2	
Bouillon blanc	Fleurs	5	—	1/2	
Bourrache	—	5	—	1/2	Passer à travers un linge *très* fin.
—	Feuilles	10	—	1/2	
Camomille	Fleurs	5	—	1/2	
Canne	Racines (rhizôme)	20	Décocté	1	
Café	Semences	20	Infusion	1/2	On ajoute souvent 4 gr. d'extrait de quinquina gris.
Capillaire	Feuilles	5	—	1/2	
Centaurée	Semences	10	—	1/2	
Chicorée	Feuilles	10	—	1/2	
—	Racines	10	—	1	Bien concasser la racine.
Chiendent	Racines (rhizôme)	20	Décocté	1/2	
Citrons	Zestes	N° 2	Infusion	1/2	C'est la limonade cuite : l'autre s'obtient par macération.
Colombo	Racines	10 gr.	—	1/2	Ou macération de 6 heures à 12 heures.
Consoude	—	20	Macération	1/2	
Coquelicots	Fleurs	5	Infusion	1/2	
Digitale	Feuilles	Variable.	—	1/2	
Douce-amère	Tige	20 gr.	—	2	

NOMS	PARTIE EMPLOYÉE	DOSE pour UN LITRE.	MODE DE PRÉPARATION.	DURÉE.	OBSERVATIONS.
Fraisier	Racines	20gr.	Infusion	2 h.	Bien concasser la racine.
Fruits pectoraux	»	5	Décocté	1	Il y a réduction : mettre 1 litre 1/2 d'eau environ.
Fucus crispus	Frondes	10	—	5 minutes	
Fumeterre	Feuilles	50	Infusion	1/2 h.	
Gaïac	Bois	5	Décocté	1	On met 1 litre 1/2 d'eau : le gaïac doit être râpé.
Gentiane	Racines	10	Macération	4	
Genièvre	Fruits	10	Infusion	2	
Gomme	»	20	Solution	»	
Gruau	»	20	Décocté	1	Passez.
Guimauve	Fleurs	5	Infusion	1/2	On met 1 litre 1/2 de liquide.
—	Racines	10	—	2	
Houblon	Cônes	10	—	1/2	
Hysope	Feuilles	5	—	1/2	
Lichen d'Islande	Frondes	10	Décocté	1/2	On met d'abord une première décoction dont on jette l'eau.
Lierre terrestre	Feuilles	10	Infusion	1/2	
Lin	Semences	10	—	1/2	On prépare aussi par macération de 6 heures.
Mauves	Fleurs	5	—	1/2	
Miel	»	100	Solution	»	Eau froide.
Mélisse	Feuilles	5	Infusion	1/2	
Menthe	—	5	—	1/2	
Mousse de Corse	»	»	—	1/2	Le poids de mousse et la quantité d'eau sont fixés par le médecin.
Noyer	Feuilles	10	—	1	
Oranger	—	5	—	1/2	
—	Fleurs	5	—	1/2	
Orge	Semences	20	Décocté	1	Mettre 1 litre 1/2 pour réduire.
Patience	Racines	20	Infusion	2	Concasser la racine.
Pariétaire	Feuilles	10	—	1/2	
Pavots	Fruits	5	—	1/2	Jeter les semences.
Pensées sauvages	Fleurs	10	—	1/2	

NOMS.	PARTIE EMPLOYÉE	DOSE pour UN LITRE.	MODE DE PRÉPARATION.	DURÉE.	OBSERVATIONS.
Petit-lait.	Lait de vache.	10 gr.	»	»	Porter à l'ébullition, jetez un petit morceau d'acide citrique : le lait se congule ; passez avec expression ; remettez au feu et clarifiez au blanc d'œuf.
Polygala.	Racines.	10	Infusion	2 h.	Concasser la racine.
Pruneaux.	Fruits.	50	Décoct. ou infus.	2	
Quinquinas (3 espèces).	Écorces.	20	Infusion	2	Ou macération 12 heures.
Quassia.	Bois.	20	—	2	Ou macération 12 heures.
Queues de cerises.		10	—	2	
Ratanhia.	Racines.	20	—	2	Bien concasser.
Réglisse.	Racines (rhizôme).	10	—	2	
Rhubarbe.	Racines.	5	—	4	
Riz.	Semences.	20	Décocté	1	Mettre 1 litre 1/2 d'eau.
Ronces.	Feuilles.	10	Infusion	2	
Roses Provins et roses pâles.	Pétales.	10	—	1/2	Bien éviter l'emploi de vases non étamés.
Safran.	Stigmates.	4	—	1/2	Filtrez au papier.
Salsepareille.	Racines	60	Digestion	2	
Saponaire.	Feuilles.	10	Infusion	12	
—	Racines.	20	—	2	
Sureau.	Fleurs.	5	—	1/2	
Tamarin.	Pulpe.	30	—	1/2	Verser par solution dans un vase de porcelaine.
Thé.	Feuilles.	5	—	1/2	Il ne faut pas employer les bractées qui accompagnent la fleur.
Tilleul.	Fleurs.	5	—	1/2	
Tussilage.	Fleurs.	5	—	1/2	
Uva ursi.	Feuilles.	20	—	2	
Valériane.	Racines.	10	—	2	
Valériane.	Fleurs.	5	—	1/2	

Décoction.—On fait bouillir la substance dans l'eau, pendant le temps prescrit. Il est bon de la placer dans l'eau aussitôt qu'on met cette dernière sur le feu. Il ne faut point oublier qu'avec ce mode de préparation l'eau s'évapore (se réduit) beaucoup. Pour obtenir un litre de tisane, il faudra mettre un litre et demi d'eau si la décoction doit durer une demi-heure. On doit passer les décoctions à travers une étoffe très serrée. Si on passe immédiatement pendant que le décocté est bouillant, il devient trouble par refroidissement. Pour qu'il reste clair, il faut attendre le refroidissement avant de passer.

Mode d'administration. — On donne les tisanes à volonté, à moins qu'il n'y ait un ordre contraire, *chaudes* ou *froides* suivant l'indication.

Conservation. — Les tisanes ne se convervent pas, elle doivent être préparées au plus pour la journée courante.

Vins médicinaux.

Ces médicaments sont des vins chargés par macération des principes des plantes ; on les obtient également par dissolution de substances chimiques.

Mode d'administration.—On administre les vins en nature, par cuillerées ou par petits verres, suivant l'indication du médecin. Il ne faut pas sucrer les vins amers qui sont donnés comme apéritifs : on peut seulement les étendre d'un peu d'eau. On les administre soit immédiatement avant le repas, soit une demi-heure auparavant ; les vins toniques peuvent être absorbés après le potage ou à la fin du repas.

Conservation. — En hiver, les vins médicinaux se conservent assez bien ; en été, ils aigrissent assez facilement. Il faut les tenir en lieu frais et avoir soin de bien boucher les flacons. Si la quantité ordonnée est assez considérable, il est bon de la conserver à la cave et de mettre dans un petit flacon, que l'on remplit au fur et à mesure, la quantité nécessaire à l'usage journalier. On divise les vins médicinaux en *simples* et *composés*.

Vins simples. — *Vin d'absinthe* : Tonique, amer, une cuillerée à bouche ou un verre à bordeaux une demi-heure avant le repas ; pur ou dans un peu d'eau. On administre de même les vins d'*Aunée*, de *Colombo*, de *Coca*, de *Quassia amara*. — *Vin chalybé ou ferrugineux* : Dose habituelle, une cuillerée à chaque repas. — *Vin de gentiane* : Une grande cuillerée à bouche un quart d'heure avant le repas. — Administrez de même le *vin de rhubarbe*. — *Vin de pepsine* : Une grande cuillerée, soit immédiatement avant, soit au milieu, soit après le repas. — *Vin de quinquina* : Une cuillerée à bouche ou un petit verre un quart d'heure avant le repas. Quelques estomacs délicats ne peuvent le supporter ; on l'administre alors après le potage ou au milieu du repas.

Vins composés. — *Vin amer scillitique*. — *Vin diurétique de la Charité*. — Dose, 2 à 6 cuillerées à bouche par jour suivant l'indication : pur ou dans une tasse de tisane appropriée. — *Vin antiscorbutique* : Par grandes cuillerées ou petits verres deux fois le jour, matin et soir ou bien au commencement des repas. — *Vin aromatique* : Pour lotions, fomentations et pansements ; on imbibe des compresses ou des mèches de charpie.

Vin d'opium composé. — *Laudanum de Sydenham*. — C'est celui qui est toujours délivré lorsque le médecin indique simplement laudanum. Doit être administré avec la plus grande attention. Pour *usage interne*, on le dose toujours par gouttes, pour l'*usage externe* également, mais en nombre plus considérable; on peut même aller jusqu'à une cuillerée à café pour arroser les cataplasmes. Ce médicament doit toujours être tenu sous clef. La coloration jaune intense qu'il communique à l'eau, même à la dose de quelques gouttes révèle toujours sa présence dans un liquide. — *Vin d'opium par fermentation* ; *Laudanum de Rousseau* : Beaucoup plus actif que le précédent et bien moins employé : dosage par gouttes,

Vin de quinquina ferrugineux. — Deux cuillerées à bouche par jour, avant ou au milieu du repas.

CHAPITRE II.

Renseignements sur l'administration de certains groupes de médicaments.

Fébrifuges.

Nous ne parlerons que du *sulfate de quinine*, pris comme type. — Il ne faut jamais l'administrer pendant l'accès, mais bien le plus tôt possible auparavant. On le donne en conséquence aussitôt qu'un accès est terminé : c'est en effet le plus longtemps possible avant que l'accès suivant ne se manifeste. On doit suivre la même règle pour toutes les préparations fébrifuges à base de quinquina.

Laxatifs.

Les laxatifs sont très nombreux et sont, en général, des purgatifs administrés à faible dose ; leur effet est assez lent à se produire ; aussi, doit-on les administrer le soir au moment du coucher ; ils procurent alors une ou deux selles le lendemain matin. On doit continuer quelques jours l'usage des laxatifs et lorsque la liberté du ventre est obtenue, on doit y avoir recours tous les 4 ou 5 jours, pendant quelque temps. Les *pilules de podophylline*, la *magnésie anglaise*, seront prises au coucher. On peut prendre au repas du soir les *pilules d'aloès*, les *pilules écossaises*, les *grains de santé*.

Purgatifs.

On administre les purgatifs le matin ; leur effet se produit de 2 à 4 heures en moyenne après leur administration. Les purgatifs liquides dont le volume est peu considérable, par exemple l'huile de ricin, les pilules, poudres, etc., seront pris en une seule fois. Les liquides, tels que l'eau de Sedlitz, la limonade purgative, les eaux salines naturelles seront prises par verres, toutes les dix minutes par exemple. Le temps total de l'ingestion ne doit pas dépasser trois quarts d'heure.

Aussitôt qu'il se manifeste des gargouillements d'entrailles, c'est-à-dire au bout d'une heure environ, on administre toutes les demi-heures une tasse de bouillon aux herbes (page 80), du bouillon de veau, ou à défaut, du tilleul ou du thé léger. En général, on ne prend pas d'aliments avant que la première selle n'ait eu lieu. Si, cependant, elle se faisait trop attendre, on peut administrer un léger bouillon. De toute manière, le repas doit être très léger.

Parfois, il se produit de violentes coliques et pas d'évacuations ; on peut calmer les coliques en appliquant un large cataplasme de farine de lin et provoquer les évacuations en administrant un lavement simple ou avec un peu de glycérine ou d'eau de savon. — Il est parfaitement inutile, contrairement à une opinion très répandue, d'administrer coup sur coup deux purgations, à moins d'indications spéciales dont le médecin est le seul juge.

Vomitifs.

Les vomitifs sont peu variés ; on n'emploie pour ainsi dire que la *poudre d'ipéca* et le *tartre stibié* ou *émétique*.

Administration des vomitifs aux enfants. — Le vomitif administré habituellement aux enfants est le sirop d'ipécacuanha ; lorsqu'ils sont âgés de plus d'un an, on additionne le sirop de poudre d'ipéca, afin de le rendre plus actif. Plus un vomitif est énergique et agit promptement, moins il fatigue. Dans ce cas, il faut bien agiter la bouteille. On administre généralement une cuiller à bouche pour commencer, puis une cuillerée à café toutes les 5 à 6 minutes, jusqu'à effet vomitif. Si l'enfant est à jeun, on peut le prendre dans les bras et le promener : l'agitation aide les vomissements. On peut également lui faire prendre un peu d'eau tiède. On peut aussi provoquer les vomissements en chatouillant la gorge avec une barbe de plume. Dans un cas urgent, ce moyen facilite singulièrement l'action du vomitif.

Très souvent, il faut administrer le vomitif de force ; voici comment on procède : on place l'enfant sur les genoux, couché sur le dos. D'une main on lui pince le nez, il crie et ouvre la bouche pour respirer : au moment où il va faire une inspiration, on lui verse la cuillerée de sirop et on lui maintient la tête droite. Il avale forcément le médicament.

Administration des vomitifs aux adultes. — Lorsque le médecin prescrit un vomitif pour le lendemain, il est bon de prendre la veille un repas léger. On administre les vomitifs de la façon suivante :

Potion vomitive. — Si elle renferme en suspension

de la poudre d'ipéca, il faut agiter la bouteille: on donne en une seule fois environ le moitié de la potion, puis une cuillerée à bouche de cinq en cinq minutes.

Poudre d'ipéca. — Si la poudre est en un seul paquet, on la délaye avec soin dans environ 10 cuillerées d'eau; l'émétique qu'elle peut contenir entrera en solution; on administre en une seule fois deux cuillerées, puis une cuillerée toutes les 5 à 6 minutes. — Si la poudre est divisée en plusieurs paquets, on administre un paquet toutes les 5 minutes, délayé dans un peu d'eau.

Quelques personnes ne peuvent absolument pas avaler une poudre en suspension dans l'eau; on la leur administre alors enveloppée dans du pain azyme ou des confitures. Quel que soit le mode d'administration, il faut, si le malade n'est pas alité, qu'il marche et se promène dans la chambre aussitôt après la première prise; les nausées commençent quelquefois avant cinq minutes; on administre quand même la seconde prise; mais si les vomissements deviennent copieux, on ne donnera pas la troisième prise ou la troisième cuillerée. Parfois aussi, on administre en une seule fois, et sur l'avis du médecin, le vomitif qu'il a prescrit.

Aussitôt que les nausées commençent, il faut faire absorber beaucoup d'eau tiède, ou une infusion légère de camomille ou de tilleul: les efforts pour les vomissements sont bien moins pénibles lorsque l'estomac se contracte pour expulser cette eau. — Les vomissements terminés, il suffit de faire rincer la bouche avec un peu d'eau fraiche ou contenant un peu d'eau-de-vie ou d'alcool aromatique. On ne doit rien donner à prendre avant qu'il ne se soit écoulé au moins une heure après le dernier vomissement.

Les vomissements deviennent parfois incoercibles, il faut alors prévenir le médecin et en attendant sa venue, faire coucher le malade, l'étendre sur une chaise longue, lui recommander de ne pas remuer, de ne pas causer, lui faire sucer de la glace lui appliquer des compresses froides sur la poitrine, et lui donner à boire de l'eau de Seltz pure.

QUATRIÈME PARTIE

DICTIONNAIRE

PETIT DICTIONNAIRE

DES

INFIRMIÈRES

Abdomen (substantif masculin). Ou ventre; c'est la moitié inférieure du corps depuis la poitrine jusqu'aux plis de l'aine.

Abcès (s. m). Collection de pus, située le plus souvent sous la peau, qui est alors rouge, chaude et tendue.

Aisselle (s. f.). Le creux situé entre le bras et le tronc.

Albumine (s. f.). Liquide transparent, à peu près sans saveur qui, compose presque entièrement le blanc d'œuf et se coagule par la chaleur. L'albumine existe dans le sang, etc.

Albuminurie (s. f.). Etat de maladie dans lequel les urines contiennent de l'albumine.

Aménorrhée (s. f.). Absence des règles.

Ammoniacal (adjectif). Dont l'odeur est celle de l'alcali volatil ou ammoniaque.

Ammoniaque (s. f.). Ou alcali volatil.

Amputer (verbe). Couper un membre, ou toute autre partie du corps, par exemple le sein.

Amygdales (s. f.). Petits organes de la forme et de la grosseur d'une amande, qui sont situés de chaque côté du fond de la gorge et qui s'enflamment facilement.

Anatomie (s. f.). Connaissance des diverses parties du corps, obtenue à l'aide de la dissection.

Anémie (s. f.). Etat de faiblesse et de pâleur passager ou durable, et ayant pour cause une diminution de la quantité ou une altération de la qualité du sang.

Anesthésie (s. f.). Insensibilité

générale ou locale, que l'on rencontre dans certaines maladies; — l'anesthésie chirurgicale est celle que l'on provoque à l'aide de l'éther ou du chloroforme avant de pratiquer une opération.

Anévrysme (s. m.). Tumeur contenant du sang, formée par la dilatation d'un vaisseau, et située sur le trajet de ce vaisseau.

Angine (s. f.). Maladie de la gorge.

Ankylose (s. f.). Etat d'immobilité permanente d'une jointure causée par une soudure des os.

Anodins (s. m.). Médicaments employés pour soulager la douleur.

Anorexie (s. f.). Perte de l'appétit.

Anthrax (s. m.). Furoncle (V. ce mot) volumineux.

Antiseptiques (s. m.). Substances qui empêchent la putréfaction.

Anus (s. m.). Extrémité terminale (inférieure) du canal intestinal ou fondement.

Aorte (s. f.). La grosse artère qui part du côté gauche du cœur pour fournir du sang rouge à tout le corps.

Aphonie (s. f.). Perte de la voix.

Aphtes (s. f.). Petites ulcérations blanchâtres et douloureuses situées dans la bouche.

Apoplexie (s. f.). Perte de connaissance survenant ordinairement tout à coup et due à une maladie du cerveau.

Artères (s. f.). Vaisseaux qui portent dans tous les points du corps le sang qui a été régénéré par la respiration.

Arthrite (s. f.). Inflammation aiguë ou chronique d'une articulation.

Ascaride (s. m.). Ver qu'on rencontre surtout chez l'enfant; on donne le nom d'ascaride *lombricoïde* à celui dont la forme rappelle celle du ver de terre, et d'*ascaride vermiculaire* ou oxyure à des vers ayant l'aspect de fils blancs et courts situés dans les plis de l'anus.

Ascite (s. f.). Hydropisie du ventre.

Asphyxie (s. f.). Suffocation due soit à la suppression, soit à certaines altérations de l'air que l'on respire.

Asthme (s. m.). Affection caractérisée par une gêne de la respiration revenant ordinairement par accès.

Atrophie (s. f.). Amaigrissement d'une partie du corps causant la perte de ses fonctions.

Auscultation (s. f.). Recherche, au moyen de l'application de l'oreille sur la poitrine, des signes qui permettent de reconnaître une maladie de l'appareil de la respiration (*Poumons*) ou de la circulation (*Cœur, vaisseaux*).

Batterie (s. f.). Se dit d'un appareil destiné à produire un courant électrique.

Bec-de-lièvre (s. m.). Division congénitale de la lèvre supérieure et quelquefois aussi de la voûte et du voile du palais.

Bile (s. f.). Liquide jaune verdâtre formé dans le foie et jouant un rôle important dans la digestion.

Bistouri (s. m.). Instrument tranchant, de forme variable, employé en chirurgie.

Blennorrhagie (s. f.). Inflammation du canal de l'urèthre.

Bougie (s. m.). Sonde pleine, sans canal à l'intérieur, destiné à dilater des conduits rétrécis.

Bronches (s. f.). Tubes disposés à la façon des branches d'un arbre et servant à faire pénétrer l'air dans toutes les parties du poumon.

Bronchite (s. m.). Inflammation des tuyaux bronchiques des poumons.

Cœcum (s. m.). Renflement qui marque le commencement du gros intestin.

Calcul (s. m.). Petite pierre qui se trouve ordinairement dans la vessie (calcul vésical, pierre, — ou dans la vésicule biliaire (calcul biliaire), — ou dans les reins (calcul rénal), ou dans les glandes salivaires (calcul salivaire).

Cantharide (s. f.) Mouche vésicante qui sert à faire les vésicatoires.

Canule (s. f.). Tube creux servant de terminaison à un irrigateur; — d'un trocart, tube creux servant de gaîne à la pointe.

Capillaires (adj.). Se dit d'un conduit de petit diamètre, de l'épaisseur d'un cheveu et par extension d'un trocart très fin.

Capillaires (vaisseaux) (s. m.). Vaisseaux sanguins situés entre les artères et les veines.

Carcinome (s. m.). Une des formes du cancer.

Cardiaque (adj.). Qui se rapporte au cœur.

Carie (s. f.). Maladie des os, des dents, caractérisée par leur destruction progressive.

Cartilage (s. m.). Un des tissus de l'organisme, formant les surfaces articulaires, les parties solides du larynx, etc. (Voir t. I, ANATOMIE.)

Carpe (s. m.) Os du dos de la main réunissant le poignet au métacarpe.

Catalepsie (s. f.). Maladie dans laquelle, pendant l'attaque, les membres conservent la position dans laquelle on les place, quelle que soit cette position.

Cataménial (adj.). Qui a rapport aux règles.

Cataracte (s. f.). Etat nuageux ou opaque de la lentille de l'œil. (Voir le mot CRISTALLIN.

Catarrhe (s. m.) Sécrétion muqueuse ou muqueuse et purulente d'une membrane muqueuse.

Cathéter (s. m.). Une sonde destinée le plus souvent à évacuer l'urine de la vessie.

Caustique (s. m.). Toute substance qui détruit les tissus animaux par une action chimique.

Cautère (s. m.). Instrument destiné à appliquer le feu (en chirurgie); *galvano-cautère*, celui qui agit par l'électricité; — *thermo-cautère*, celui mis en jeu par des vapeurs inflammables. — *Cautère actuel*; le fer rouge.

Cautère (s. m.). Se dit de la plaie produite par l'action d'une substance caustique.

Céphalique (adj.). Qui a trait à la tête.

Céphalalgie (s. f.). La douleur de tête.

Cérébral (adj.). Qui a trait au cerveau.

Cerveau (s. m.). Une des parties de l'encéphale. Voir tome I, ANATOMIE).

Cervelet (s. m.). Organe situé sous le cerveau, et en arrière; il fait partie de l'encéphale. (Voir ANATOMIE.)

Cervical (adj). Qui appartient au cou.

Chancre (s. m.). L'ulcère vénérien. — *Chancre induré*, celui par lequel débute la Syphilis.

Chlorose (s. f.) Maladie connue sous le nom de pâles couleurs.

Chloroforme (s. m). Composé chimique, liquide, employé pour endormir ou produire l'insensibilité à la douleur. (ANESTHÉSIE).

Choléra (s. m.). Maladie épidémique, caractérisée par une grande prostration, des crampes, des vomissements et par des selles nombreuses, dites riziformes. (Formes de grains de riz.)

Chorée (s. m.) Danse de Saint-Guy.

Chyle (s. m. . Ce que devient la nourriture après avoir subi l'action des sucs digestifs avant d'être absorbée dans le sang. (V. tome I, PHYSIOLOGIE.)

Cirrhose (s. f.). Maladie du foie, fréquente chez les buveurs.

Clamp (s. m.). Instrument qui agit comme une tenaille pour saisir le point d'attache des tumeurs.

Clinique (adj.). Qui a rapport au lit. — *Leçons cliniques*, leçons faites au lit du malade.

Clonique (adj.). Les convulsions sont appelées cloniques quand elles sont courtes et se renouvellent fréquemment. (Voir TONIQUES.)

Clystère (s. m.). Un lavement.

Coagulation (s. f.). Phénomène

en vertu duquel les éléments solides d'un liquide se réunissent ensemble et se séparent de ses éléments liquides (exemples, le lait qui se caille).

Col (s. m.). Portion rétrécie : col anatomique, col de l'utérus.

Colique (s. f.). Douleur de ventre. *Colique hépatique :* celle qui vient du foie. — *Colique néphrétique :* celle qui provient des reins.

Coma (s. m.). Prostration complète avec perte de la connaissance.

Condyle (s. m.). Masse arrondie qui termine quelques os et est ordinairement articulaire.

Congénital (adj.). Qui date de la naissance.

Congestion (s. f.) Une accumulation de sang dans un organe, sans rupture de son parenchyme.

Conjonctive (s. f.). Partie de l'œil. (Voir tome I, ANATOMIE).

Conjonctivite (s. f.). Inflammation de la conjonctive.

Consomption (s. f.). Dépérissement.

Constipation (s. f.). Difficulté d'aller à la garde-robe.

Contagieux (adj.). Qui se transmet par le contact, ou par le voisinage.

Contracture (s. f.). État de contraction anormale d'un muscle ou d'un groupe de muscles.

Contusion (s. f.). Une meurtrissure, un bleu, une bosse.

Convulsion (s. f.). Mouvement involontaire et souvent saccadé affectant surtout les muscles des membres et du visage. (Voir CLONIQUE et TONIQUE.)

Coqueluche (s. f.). Toux convulsive qui caractérise une des maladies contagieuses et épidémiques de l'enfance.

Cornée (s. f.). Partie de l'œil saillante et transparente située au milieu du blanc de l'œil, et à travers laquelle on voit l'iris.

Coryza (s. f.). Le rhume de cerveau.

Crépitation (s. f.). Sensation de craquement perçue par les doigts, lorsqu'on frotte l'un contre l'autre les bouts d'un os cassé.

Cristallin (s. m.). La lentille de l'œil. (Voir tome I, ANATOMIE.)

Croup (s. m.). Une affectation du larynx qui détermine la suffocation, par suite de la présence de fausses membranes ; elle succède souvent à l'angine diphthéritique.

Cubitus (s. m.). Os situé à la partie interne de l'avant-bras.

Cutané (adj.). Qui appartient à la surface de la peau (maladies), ou qui intéresse la peau (plaies).

Délire (s. f.). Dérangement d'esprit ; *délire ordinaire :*

celui des affections aiguës; *délires chroniques* : formes de folie.

Delirium tremens. Affection caractérisée par du délire, des divagations, du tremblement des mains et des doigts; elle survient chez les alcooliques (ivrognes).

Deltoïde (s. m.). Muscle qui forme la saillie de l'épaule. En forme de D grec (delta).

Démence (s. f.). Période terminale de l'aliénation mentale.

Derme (s. m.). La couche profonde de la peau, situé sous l'épiderme.

Diabète (s. m.). Affection caractérisée par une faim, une soif excessives, et une augmentation en quantité de l'urine qui contient du sucre.

Diachylon (s. m.). Emplâtre destiné à faire adhérer une pièce de linge à la peau : le diachylon des hôpitaux est formé d'une toile recouverte de cet enduit, il sert à faire des bandelettes, à couvrir les plaies, etc.

Diagnostic (s. m.). Détermination de la nature de la maladie.

Diaphragme (s. m.). Muscle intérieur qui sépare la poitrine, dont il forme la base, de la cavité de l'abdomen dont il forme la voûte.

Diarrhée (s. f.). Selles liquides ordinairement fréquentes.

Digestion (s. f.). Ensemble des phénomènes physiques et chimiques qui se passent dans le canal alimentaire.

Diphthérie (s. f.). Maladie contagieuse et épidémique caractérisée par l'apparition de fausses membranes principalement sur les amygdales et dans le larynx.

Diurèse (s. f.). Augmentation de la quantité d'urines rendues.

Diplopie (s. f.) mot qui signifie voir double.

Duodénum (s. m.). La première partie du petit intestin qui commence à l'estomac.

Dyspnée (s. f.). Gêne de la respiration.

Dysenterie (s. f.). Affection du gros intestin, caractérisée par des selles très fréquentes et sanglantes.

Dysménorrhée (s. f.). Maladie de la femme dans laquelle les règles sont douloureuses et peu abondantes.

Dyspepsie (s. f.). Maladie d'estomac, caractérisée par des troubles digestifs.

Dysphagie (s. f.). Difficulté de la déglutition.

Ecchymose (s. f.). Epanchement de sang sous la peau ou sous une muqueuse.

Eclampsie (s. f.). Convulsions survenant dans le cours et surtout à la fin de la grossesse ou sous l'influence d'une intoxication. (E. des femmes; E. des ouvriers empoisonnés par le plomb; E. de l'urémie).

Eczéma (s.m .). Maladie de la

peau, caractérisée par une éruption vésiculeuse qui se recouvre de croûtes.

Electuaire (s. m.). Médicament en forme de pâte demi-molle.

Emétique (s. m. et adj.). Se dit du tartre stibié et, en général, d'un agent destiné à provoquer le vomissement.

Emphysème (s. m.). Introduction de l'air dans un tissu (Emph. chirurgical), ou accumulation d'air dans le poumon trop dilaté (Emph. médical).

Encéphale (s. m.). La partie du système nerveux central située dans la boîte osseuse du crâne. (Voir Tome I, ANATOMIE.)

Endocarde (s. m.). La membrane interne du cœur, faisant suite à celle des veines et précédant celle qui revêt le dedans des artères.

Endocardite (s. f.). Maladie du cœur, fréquente chez les rhumatisants).

Entérite (s. f.). Inflammation de l'intestin causant des selles liquides et des coliques.

Entorse (s. f.). Foulure; ordinairement du cou-de-pied.

Epidémique (adj.). Se dit d'une maladie qui frappe un certain nombre de personnes en même temps et dans la même localité.

Epiderme (s. m.). La couche la plus superficielle de la peau, ayant la forme d'une mince pellicule qui protège les parties profondes.

Epigastre (s. m.). Le creux de l'estomac.

Epiglotte s. f.). Un des cartilages du larynx, celui qui protège la cavité de cet organe contre l'introduction des corps étrangers, passant dans l'œsophage.

Epilepsie (s. f.). (Haut mal, mal caduc.) Affection caractérisée surtout par des accès convulsifs accompagnés de perte absolue de la connaissance. *Petit mal:* Une forme atténuée de l'épilepsie. *Etat de mal :* Succession de crises épileptiques qui surviennent les unes à la file des autres. — *Epilepsie partielle :* Convulsions survenant sur un ou plusieurs membres paralysés. *Epilepsie larvée :* Accidents quelconques dus à l'épilepsie, mais revêtant l'aspect trompeur d'une autre maladie.

Epileptiforme (adj.). Semblable à une convulsion épileptique.

Epistaxis (s. f.). Saignement de nez.

Erysipèle (s. m.). Affection de la peau survenant soit chez des blessés, soit chez des fiévreux et s'accompagnant d'une rougeur de la peau, de gonflement et quelquefois de la formation de petites cloches ou ampoules.

Erythème (s. m.). Toute rougeur superficielle de la peau accompagnée ou non de boutons.

Eschare (s. f.). *Chirurgicale :* C'est celle qui survient à la suite de l'application du cautère ou des caustiques. — *Médicale :* Mortification de la peau et des tissus sous-jacents qui survient spontanément chez les malades qui restent longtemps au lit où sont atteints de paralysie.

Etranglement (s. m.). La constriction d'un organe, à travers un orifice naturel ou accidentel, ou par la torsion.

Excrétion (s. f.). Mécanisme physiologique que cause l'expulsion du produit des glandes.

Excrétions (s. f.). Se dit des matériaux de rebut qui sont expulsés du corps (sueur, urine, excréments).

Exostose (s. f.). Une tumeur osseuse comme base.

Expectorer (verbe). Cracher.

Extension (s. f.). Méthode chirurgicale destinée à redresser une partie courbée ou rompue ; — en physiologie, l'extension c'est l'opposé de la flexion.

Facial (s. f.). Qui a trait à la face.

— (s. m.). Abréviation pour nerf facial.

Fécales (matières). Les excréments.

Fèces (s. f.). Même signification.

Fémorale (adj. f.). Qui a trait à la cuisse.

Fémur (s. m.). Os de la cuisse le plus long du corps.

Fissure (s. f.). Une fente accidentelle au pourtour d'un orifice muqueux, à la surface de la peau.

Fistule (s. f.). On donne ce nom à tout conduit anormal par lequel un organe intérieur communique, soit avec un autre organe, soit avec l'air extérieur.

Flatulence (s. f.). Gaz dans l'estomac ou dans les intestins.

Fluctuation (s. f.). Sensation de flot perçue par les mains du chirurgien quand il explore une collection liquide (abcès, kyste).

Fœtus (s. m.). L'enfant dans le sein de la mère.

Forceps (s. m.). Un instrument d'accouchement destiné à extraire l'enfant (en langage vulgaire, les *fers*).

Foulure (s. f.). Le froissement d'une jointure.

Fourmillement (s. m.). Sensation semblable à celle que causeraient des insectes, par exemple des fourmis, en se promenant sur le corps.

Fracture (s. f.). La brisure d'une partie du corps (os, cartilage).

Friction (s. f.). Le fait de frotter une partie du corps, généralement avec un liniment.

Furoncle (s. m.). Un clou.

Gale (s. f.). Maladie de la peau causée par un parasite animal (l'acarus), et qui se transmet par le contact.

Ganglion (s. m.). Une glande lymphatique, ou un renflement nerveux. (Ganglion LYMPHATIQUE, Ganglion NERVEUX).

Ganglion (Le) (s. m.). Se dit d'un petit kyste du poignet.

Gangrène (s. f.). Mortification d'un tissu ou d'une partie du corps.

Gastrique (adj.). Qui concerne l'estomac.

Gâteux (adj.). Qui ne peut retenir ses urines ni ses matières fécales.

Glandes (s. f.). Se dit en anatomie des parties sécrétantes du corps; en termes vulgaires, une glande c'est un ganglion lymphatique.

Glotte (s. f.). L'ouverture des *voies aériennes* ou *voies de l'air*.

Glycosurie (s. f.). Pissement de sucre.

Goître (s. m.). Tumeur située en avant du cou, le déformant et survenant le plus souvent chez certaines races abâtardies.

Goutte (s. f.). Affection caractérisée par des attaques de douleurs vives survenant par accès avec gonflement des petites articulations et surtout celles du pouce et du gros orteil.

Granulation (s. f.). Un produit organique ayant l'aspect d'un petit grain (Gr. tuberculeuse).

Granulations de l'œil : petites masses inflammatoires qui caractérisent certaines maladies chroniques de l'œil. — **Granulations d'une plaie** : Bourgeons charnus d'une plaie en voie de guérison.

Grenouillette (s. f.). Un petit kyste situé sous la pointe de la langue, entre celle-ci et le plancher de la bouche.

Hanche (s. f.). Région de l'articulation coxo-fémorale.

Hectique (adj.). Se dit de la fièvre d'épuisement.

Hématémèse (s. f.). Vomissement de sang venant de l'estomac.

Hématurie (s. f.). Pissement de sang.

Hémiplégie (s. f.). Paralysie d'un côté du corps.

Hémoptysie (s. f.). Crachement de sang venant du poumon avec toux.

Hémorragie (s. f.). Ecoulement de sang.

Hémorrhoïdes (s. f.). Tumeur sanguine veineuse située à l'anus et donnant lieu à l'issue du sang avec les selles.

Hépatique (adj.). Qui a trait au foie.

Héréditaire (s. f.). Qui se transmet des parents aux enfants.

Hernie (s. f.). Déplacement d'une portion d'organe : surtout de l'intestin après un effort.

Herpès (s. m.) Maladie de la peau caractérisée par une éruption de vésicules : telles sont celles qui se montrent aux lèvres et qu'on appelle vulgairement *boutons de fièvre*.

Humérus (s. m.). L'os du bras.

Hydatique (adj.). Se dit d'une tumeur causée par la présence de certains entozoaires.(Voir **Kyste**).

Hydrocèle (s. f.). Tumeur liquide des bourses.

Hydrocéphalie (s. f.). L'hdropisie du cerveau.

Hydrophobie (s. f). La peur de l'eau (quelquefois la *rage*).

Hydropisie (s. f.). Une collection de liquide dans une partie du corps.

Hymen (s. m.). Repli de la muqueuse, situé à l'orifice du vagin et qui disparait avec la virginité.

Hyperesthésie (s. f.). Sensibilité exagérée, souvent douloureuse ou de la peau ou d'un organe.

Hypertrophie (s. f.). Augmentation de volume.

Hypochondre (s. m.). Une des régions de l'abdomen.

Hypochondrie (s. f.). Tristesse sans cause, forme atténuée de la folie, fréquente chez ceux qui souffrent d'un organe abdominal.

Hypodermique (adj.). signifie *sous la* peau. Se dit d'une injection.

Hypogastre (s. m.). Partie de l'abdomen situé entre le nombril et le pubis.

Hystérie (s. f.). Maladie qui s'observe surtout chez les femmes ; elle est caractérisée par des accidents convulsifs, avec ou sans perte absolue de connaissance.

Hystéro-Epilepsie (s. f.). Maladie convulsive semblable à l'hystérie et à l'épilepsie : c'est la forme grave de l'hystérie.

Ictère (s. m.). Coloration jaune des téguments survenant dans quelque affection du foie.

Iléon (s. m.). Portion du petit intestin.

Iliaque (Os). Os de la hanche (un des os du bassin).

Inanition (s. f.). Dépérissement par manque de nourriture.

Incision (s. f.). L'ouverture des téguments ou d'un organe par l'instrument tranchant.

Incubation (s. f.). La période pendant laquelle on couve un œuf, et, par extension, celle qui précède l'apparition d'une maladie.

Induration (s. f.). Etat de dureté d'un tissu.

Inguinal (adj.). Qui dépend de l'aine. Voir Région inguinale (Anatomie), Bandage inguinal (Pansements.

Ingestion (s. f.) L'acte par lequel une substance est avalée pour être soumise aux actions digestives.

Injection (s. f.) Le fait d'introduire un liquide dans l'intérieur d'une cavité de l'économie, d'un vaisseau (en anatomie), ou d'un canal accidentel. (Voir Tome II, PANSEMENTS.)

Intestin (s. m.). Appareil de la digestion contenu dans l'abdomen, s'étendant de l'estomac à l'anus et ayant la forme d'un tube membraneux à parois concentriques.

Invagination (s. f.) Accident par lequel une partie de l'intestin se glisse dans une autre comme un doigt de gant qu'on repousse en lui-même par son extrémité.

Iris (s. m.) Muscle de l'œil qui règle la grandeur de la pupille, et dont la couleur est considérée comme celle de l'œil. (V. Tome I, ANATOMIE.)

Irrigation (s. f.). Procédé qui consiste à entretenir humide une partie du corps, en faisant passer un courant liquide (Voir PANSEMENTS).

Isochrome (adj). Qui a lieu dans le même temps. (Deux montres d'accord sont isochrones).

Jaunisse (s. f.). Nom vulgaire de l'ictère.

Kyste (s. m.). Tumeur contenant une matière liquide ou demi-solide renfermée dans une membrane qui l'isole du milieu des tissus.

Lacrymale (Glande). La glande qui sécrète les larmes.

Lacrymaux (Conduits). Conduits situés à l'angle interne de l'œil et conduisant les larmes dans le nez.

Laryngite (s. f.) Inflammation du larynx.

Laryngoscope (s. m.). Instrument destiné à regarder dans le larynx.

Larynx (s. m.). Partie supérieure des voies aériennes, et organe de la voix.

Lésion (s. f.). Toute blessure du corps, soit causée par un instrument, soit due à l'effet de la maladie.

Léthargie (s. f.). Etat de mort apparente.

Leucorrhée (s. f.). Les pertes blanches.

Ligament (s. m.). Tissu qui maintient en place un organe.

Ligature (s. f.). Moyen d'attacher un conduit, généralement une artère.

Lingual (adj.). Qui appartient à la langue.

Liniment (s. m.). Médicament externe que l'on emploie en frictions.

Lithotritie (s. f.). Opération de la pierre par le broiement (opposé à la taille par laquelle on coupe la vessie pour en retirer la pierre).

Lombes (s. m.). Région des reins ; c'est la région lombaire.

Lombric (s. m.). Ver de terre. — Se dit aussi de l'Ascaride lombricoïde.

Lotion (s. f.). Lavage.

Luette (s. f.). Petite masse pendue au milieu du voile du palais.

Lumbago (s. m.). Douleur dans les reins.

Luxation (s. f.). Un déplacement d'une extrémité osseuse, sans que les surfaces articulaires soient brisées, et avec rupture des moyens d'union.

Malin (adj.). Dont la marche offre une gravité exceptionnelle.

Malléoles (s. f.). Les saillies de la cheville du pied.

Mamelon (s. m.). Le bout du sein de la femme, formant à lui seul le sein de l'homme.

Mandrin (s. m.). Une tige métallique qui sert de guide pour les sondes.

Maxillaire (s. m.). Os de la mâchoire.

Maxillaire (adj.). Qui a trait à la mâchoire.

Méat (s. m.). Embouchure d'un conduit : exemple, l'entrée de l'urèthre.

Méléna (s. m.). Sang noir dans les selles.

Méningite (s. f.). Inflammation des membranes du cerveau.

Ménorrhagie (s. f.). Menstruation excessive.

Menstruation (s. f.). Etat des règles.

Menstrues (s. f.). Les règles.

Métacarpe (s. m.). Os intermédiaires entre le corps et les phalanges occupant le dos de la main.

Métatarse (s. m.). Os occupant au pied une position comparable au métacarpe à la main : réunissant par conséquent le tarse aux orteils. (Voir tome I, ANATOMIE).

Météorisme (s. m). Gonflement du ventre causé par des gaz.

Métrite (s. f.). Maladie inflammatoire de l'utérus.

Miction (s. f.). L'acte d'uriner.

Mitrale (adj.). La valvule du cœur rendue le plus souvent insuffisante par le rhumatisme.

Morbide (adj.). Qui a trait à une maladie spéciale ou aux maladies en général.

Moelle (s. f.). Portion du système nerveux central faisant suite à l'encéphale et logée dans le canal rachidien. C'est d'elle que partent les nerfs.

Myélite (s. f.). Maladie de la moelle épinière.

Nævus (s. m.). Tumeur sanguine congénitale ; *tumeurs érectiles* : vulgairement *taches de vin*.

Narcotique (adj.). Qui fait dormir.

Nasal (adj.). Qui appartient au nez.

Nausées (s. f.). Tendance au vomissement.

Nauséeux (adj.). Qui fait lever le cœur, en langue vulgaire, qui provoque l'envie de vomir.

Nécrose (s. f.). Mort d'une partie osseuse.

Néphrite (s. f.). Maladie du rein.

Névralgie (s. f.). Douleur sur le trajet d'un nerf.

Normal (adj.). Naturel : conforme à la santé.

Obésité (s. f.). Surcharge de graisse.

Obstétrique (s. f.). Science des accouchements.

Occiput (s. m.). Partie postérieure de la tête.

Œdème (s. m.). Gonflement liquide (ordinairement des membres).

Œsophage (s. m.). Canal qui va de la bouche à l'estomac.

Olfactif (adj.). Qui se rapporte à l'odorat.

Ombilic (s. m.). Nombril.

Ophtalmie (s. f.). Inflammation de l'œil.

Ophtalmique (adj.). Qui concerne l'œil.

Ophtalmoscope (s. m.). Instrument pour examiner le fond de l'œil.

Optique (adj.). Qui concerne la vue.

Orbite (s. m.). Cavité osseuse de la face qui renferme et protège l'œil.

Orchite (s. f.). Inflammation du testicule.

Orthopédie (s. f.). L'art de redresser les déformations.

Orthopnée (s. f.). Dyspnée extrême dans laquelle le malade ne peut respirer qu'en étant debout.

Ostéite (s. f.). Inflammation de l'os.

Otorrhée (s. f.). Ecoulement d'oreille.

Otoscope (s. m.). Instrument pour examiner l'oreille.

Ovaire (s. m.). Organe dans lequel se produit l'œuf.

Ovariotomie (s. f.). Opération pour enlever l'ovaire.

Palais (s. m.). Voûte de la bouche.

Palmaire (adj.). Qui se rapporte à la paume de la main.

Palpitations (s. f.). Frémissements d'un organe, en particulier du cœur ; les *battements de cœur* sont des palpitations.

Pancréas (s. m.). Glande digestive située près du duodénum, au-dessous de l'estomac.

Paracentèse (s. f.). Ponction.

Paralysie (s. f.). Perte du mouvement ou de la sensibilité, souvent des deux.

Paraplégie (s. f.). Paralysie de la moitié inférieure du corps.

Parasite (s. m.). Plante ou animal qui vit aux dépens du corps d'un autre.

Pariétal (s. m. et adj.). Os qui forme les côtés du crâne.

Parotide (s. f.). Glande salivaire située sous l'oreille en arrière de la mâchoire inférieure.

Paroxysmes (s. m). Exagération d'un accès.

Patrurition (s.f.). Enfantement.

Pathologie (s. f.). Etude des maladies: *Pathologie interne*, la médecine ; *Pathologie externe*, la chirurgie.

Pectorale (s. f.). La tisane employée contre la toux.

Pectoral (adj.). Médicament employé contre la toux ; pâte, sirop, etc. — En anatomie, se dit de ce qui a trait aux parois de la poitrine.

Pédicule (s. m.). Moyen d'attache d'une tumeur au corps

Pédiculi (s. m.). Les poux du corps.

Pelvis (s. m.). Le bassin (terme d'accouchement).

Perforation (s. f.). Un trou à travers un organe.

Péricarde (s. m.). Le sac qui enveloppe le cœur.

Péricardite (s. f.). Inflammation du péricarde.

Périnée (s. m.). Partie du corps située juste en avant de l'anus.

Périoste (s. m.). Membrane qui entoure et qui nourrit les os.

Péritoine (s. m.). Membrane qui entoure les intestins et leur permet de glisser entre eux.

Péritonite (s. f.). Inflammation du péritoine.

Péroné (s. m.). Le plus petit des os de la jambe situé à sa partie externe.

Phagédénique (adj.). Ulcéra- envahissante.

Phalanges (s. f.). Les os des doigts de la main ou des orteils du pied.

Pharmacopée (s. f.). Liste des médicaments et de leur mode de préparation.

Pharynx (s. m.). Commencement de l'œsophage.

Phlébite (s. f.). Inflammation des veines.

Phlébotomie (s. f.). Le fait de saigner une veine.

Phlegmon (s. m.). Inflammation circonscrite ou étendue du tissu cellulaire d'un membre, se terminant souvent par un abcès.

Photophobie (s. f.). Impossibilité de supporter la lumière.

Phtisie (s. f.). Consomption pulmonaire.

Physiologie (s. f.). Etude des fonctions d'un être vivant.

Pied bot (s. m.). Une maladie caractérisée par la déformation de la voûte du pied.

Placenta (s. m.). Le délivre ou arrière-faix.

Pléthore (s. f.). Plénitude, excès de sang.

Pleurésie (s. f.). Inflammation de la plèvre.

Pleurodynie (s. f.). Douleur dans le côté ; *point de côté*.

Plèvre (s. f.). sac qui enveloppe les poumons.

Plexus (s. m.). Un réseau.

Pneumonie (s. f.). Inflammation du poumon.

Poitrine (s. f.). Moitié supérieure du corps, depuis le cou jusqu'à l'abdomen.

Polype (s. m.). Une végétation charnue (exemple, les polypes du nez, ceux de l'utérus).

Ponction (s. f.). Procédé d'évacuation d'une collection liquide par le moyen du bistouri (abcès), du trocart (kystes), ou de l'aspirateur (ponction capillaire).

Pouls (s. m.). Le battement d'une artère.

Poumons (s. m.). Organes au moyen desquels le sang est aéré ; ils sont au nombre de deux, séparés entre eux par le médiastin et le cœur, et situés dans la cavité du thorax ou *poitrine*.

Prépuce (s. m.). Le capuchon du gland.

Prolapsus (s. m.). Chute ou glissement.

Pronostic (s. m.). Opinion du médecin sur l'issue d'une maladie.

Prostate (s. f.). Glande située chez l'homme entre l'urèthre et la vessie.

Prurit (s. m.). Démangeaison.

Psoas (s. m.). Muscle intérieur du tronc qui vient aboutir à la cuisse.

Pubis (s. m.). Portion antérieure des os du bassin.

Pubis (Région du). Celle qui surmonte les organes génitaux externes.

Puerpéral (adj.). Qui a trait aux femmes en couches.

Pulmonaire (adj.). Qui a trait au poumon.

Purgatif (adj. et subst.). Qui fait aller à la selle.

Purpura (s. m.). Des taches rouges de sang sous la peau.

Purulent (adj.). Qui contient du pus.

Pus (s. m.). Liquide jaune, crémeux, qu'on trouve dans les abcès, sur les plaies, etc. ; vulgairement l'*humeur*.

Pustule (s. f.). Collection de pus circonscrite sous l'épiderme.

Pylore (s. m.). Ouverture de l'estomac dans l'intestin. (Voir tome I, ANATOMIE.)

Pyohémie (s. f.). Infection purulente ; maladie dans laquelle le sang est empoisonné par le pus d'une plaie.

Rachitisme (s. m.). Maladie des os chez l'enfant qui aboutit à des déformations souvent permanentes.

Radius (s. m.). Le plus externe des deux os de l'avant-bras et celui auquel la main est spécialement attachée.

Rate (s. f.). Organe abdominal situé dans le flanc gauche. (Voir tome I, ANATOMIE).

Rectum (s. m.). La dernière partie du gros intestin.

Réduction (s. f.). Procédé par lequel le chirurgien remet en place un organe déplacé.

Rein (s. m.). Organe sécréteur de l'urine, situé de chaque côté de la colonne vertébrale, au voisinage du diaphragme.

Respiration (s. f.). La fonction physiologique des poumons.

Rétention (s. f.). Accumulation dans un réservoir (ordinairement l'urine dans la vessie, les règles dans l'utérus).

Rétine (s. f.). Expansion du nerf optique situé en dedans et en arrière dans le globe oculaire et recevant les impressions lumineuses.

Rétrécissement (s. m.). Un point plus étroit dans un canal d'excrétion.

Rhumatisme (s. m.). Affection aiguë caractérisée par de la douleur, le gonflement des grosses articulations et une transpiration abondante; — le rhumatisme chronique affecte lentement les petites articulations des mains et des pieds, etc.

Roséole (s. f.). Forme légère de la rougeole; ou bien maladie de peau survenant à la suite de l'absorption de certains médicaments, ou comme indice de la période secondaire de la syphilis.

Rougeole (s. f.). Maladie affectant ordinairement les enfants et caractérisée par du coryza, du larmoiement et une éruption tardive de petites papules érythémateuses : elle est très contagieuse, mais en général peu dangereuse.

Sacrum (s. m.). Gros os qui est au bas de la colonne vertébrale entre les os iliaques. C'est sur les parties molles qui le recouvrent que se font les eschares pendant les maladies aiguës et les maladies de la moelle.

Scapulo-Humérale (adj.). Articulation de l'épaule.

Scarlatine (s. f.). Maladie de l'enfance débutant par un violent mal de gorge et causant une éruption fébrile pourprée qui se termine par la desquamation.

Sclérotique (s. f.). Le blanc de l'œil.

Sciatique (s. f.). Douleur le long du trajet du nerf sciatique.

Scrofule (s. f.). Affection constitutionnelle, ordinairement héréditaire et se manifestant quelquefois chez l'enfant par la gourme.

Scrofulide (s. f.). Accident cutané ou muqueux sous l'influence de la scrofule.

Scrotum (s. m.). Les bourses, enveloppes des testicules.

Sébacées (adj.). Se dit des

glandes de la peau qui sécrètent une matière grasse.

Sécrétion (s. f.). Mécanisme physiologique par lequel une glande produit un suc.

Séquestre (s. m.). Un morceau d'os atteint de nécrose ou mortification.

Séreuse (adj.). (Membrane.) Se dit de la plèvre, du péritoine, etc.

Sérum (s. m.). Partie aqueuse du sang.

Sonde (s. f.). Un instrument creux destiné à passer par un canal pour évacuer le liquide qui est retenu derrière.

Sonde cannelée (s. f.). Instrument de chirurgie servant à explorer les plaies et dont la cannelure sert de guide aux bistouris.

Sous-cutané (adj.). Ce qui est situé sous la peau.

Spasme (s. m.). Contraction temporaire d'un muscle; exemples, les *crampes*.

Spatule (s. f.). Couteau à bords mousses destiné à étaler les substances.

Spécifique (adj.). (Poids). La comparaison du poids d'un volume d'un liquide avec le poids d'un même volume d'eau.

Spécifique (Maladie). Se dit ordinairement de la syphilis.

Spéculum (s. m.). Instrument pour regarder dans les conduits : l'oreille, le vagin.

Spermatorrhée (s. f.). Emission involontaire de sperme (pertes séminales).

Sperme (s. m.). Liqueur fécondante du mâle.

Sphacèle (s. m.). Mortification ou *gangrène* des parties molles.

Sphincter (s. m.) Muscle situé autour d'un orifice et destiné à le maintenir fermé.

Sphygmographe (s. m). Instrument destiné à écrire le tracé du pouls.

Spontané (adj.). Qui survient sans cause apparente.

Squirrhe (s. m.). Forme dure du cancer.

Sternum (s. m.). L'os vertical situé en avant de la poitrine.

Stéthoscope (s. m.). Instrument pour écouter le cœur et les poumons.

Stomatite (s. f.). Inflammation de la bouche.

Strabisme (s. m.). Maladie des yeux qui louchent.

Strumeux (adj.). Voyez SCROFULE.

Stylet (s. m). Petit instrument destiné à explorer la profondeur ou la direction d'une plaie.

Styptique (adj.). Qui peut arrêter l'écoulement du sang.

Sudamina (s. m.). Eruption vésiculeuse qui suit les transpirations abondantes.

Sudoripare (adj.). Qui produit la sueur.

Surnuméraire (adj.). Se dit d'un organe supplémentaire et inconstant.

Suture (s. f.). Procédé qui consiste à recoudre les tissus.

Sutures (s. f.). Articulations dentelées des os de la tête.

Syphilis (s. f.). La vérole.

Syncope (s. f.). Evanouissement.

Synovie (s. f.). Liquide qui humecte l'intérieur des articulations.

Tarse (s. m.). Os qui forment la partie postérieure du pied.

Taxis (s. m.). Procédé employé par le chirurgien, quand, en pressant sur une hernie, il cherche à faire rentrer dans le ventre la portion de l'intestin qui s'est déplacée.

Teigne (s. f.). Maladie parasitaire du cheveu qui cause sa chute; elle est très contagieuse.

Ténaculum (s. m.). Un petit crochet.

Tendon (s. m.). Continuation fibreuse des muscles. C'est ce qu'on appelle vulgairement, et bien à tort, les nerfs.

Ténia (s. m.). Le ver solitaire.

Ténotomie (s. f.). Opération qui consiste à diviser les tendons.

Testicule (s. m.). Organe qui sécrète le sperme chez le mâle.

Tétanos (s. m). Maladie caractérisée par des contractions spasmodiques des muscles débutant par ceux de la mâchoire et de la nuque.

Thermomètre (s. m.). Instrument destiné à mesurer la chaleur ou la température soit du corps, soit de l'air. Dans le premier cas, il se place dans l'aisselle, le vagin ou le rectum.

Thorax (s. m.). La poitrine.

Thyroïde (adj.). (Cartilage.) Un de ceux du larynx (saillie de la pomme d'Adam).

Thyroïde (Glande). Glande située en avant du cou audessous du cartilage précédent.

Tibia (s. m.). Os volumineux de la jambe et le plus interne, facile à sentir sous la peau.

Tonique (adj.). (Médicament.) Qui augmente l'appétit.

Toniques (adj.). (Convulsions.) Contractions musculaires involontaires de longue durée et amenant la rigidité.

Torticolis (s. m.). Déviation permanente du cou, due soit à une affection osseuse, soit à celle des muscles.

Trachée (s. f.). Le canal aérien qui s'étend du larynx aux bronches.

Trachéotomie (s. f.). Opération faite en coupant la trachée au cou, pour donner de l'air quand le larynx est bouché; par exemple dans le croup.

Transfusion (s. f.). Injection de sang d'une personne bien portante dans les veines d'un malade.

Traumatisme (s. m.). Une blessure.

Traumatique (adj.). Qui a trait au traumatisme.

Travail (s. m.). L'accouchement.

Trépanation (s. m.). Opération pour perforer les os, surtout ceux du crâne.

Trismus (s. m.). Contraction tétanique des mâchoires.

Trocart (s. m.). Instrument piquant destiné aux ponctions.

Trochanter (s. m.). Saillies osseuses situées au voisinage de l'extrémité supérieure du fémur.

Tuberculose (s. f.). La phtisie.

Tumeur (s. f.). Une grosseur.

Tympan (s. m.). Membrane tendue dans l'oreille et qui transmet le son.

Tympanite (s. f.). Distension gazeuse d'un organe.

Typhlite (s. f.). Inflammation du cœcum.

Typhoïde (adj.). Qui a trait à la fièvre typhoïde ou qui lui ressemble.

Ulcère (s. m.). Plaie sans tendance à la réparation.

Uretère (s. m.). Canal qui conduit l'urine du rein à la vessie.

Urèthre (s. m.). Conduit par lequel l'urine sort de la vessie.

Urticaire (s. f.). Affection cutanée caractérisée par de petites élevures blanches sur un fond rouge, accompagnée de démangeaisons comparables à celles que provoquent les orties.

Utérus (s. m.). Matrice.

Vaccination (s. f.). Moyen employé pour préserver de la petite vérole.

Vagin (s. m.). Canal membraneux qui aboutit à l'utérus.

Vaisseau (s. m.) Tube dans lequel se fait la circulation d'un liquide organique (artères, veines).

Valvule (s. f.). Une soupape.

Varice (s. f.). Dilatation des veines.

Varicelle (s. f.). Variété légère de petite vérole volante.

Varicocèle (s. m.). Varice des veines du testicule.

Variole (s. f). La petite vérole.

Variqueux (adj.). Qui a trait aux varices.

Vasculaire (adj.). Qui a trait aux vaisseaux.

Veine (s. f.). Vaisseau contenant du sang noir.

Vertèbres (s. f.). Les os qui composent la colonne du dos ou colonne vertébrale.

Verrue (s. f.). Une tumeur papillaire de la peau.

Vésical (adj.). Concernant la vessie.

Vésicule (s. f.). Petite poche.

Vessie (s. f.). Le réservoir de l'urine. (Voir tome I, ANATOMIE).

Viscères (s. f.). Organes intérieurs.

Xiphoïde (s. m.). (Appendice) : Cartilage qui termine le sternum.

Zona (s. m.). Eruption vésiculeuse en forme de demi-ceinture située sur le trajet d'un nerf sensitif (vulgairement : feu de Saint-Antoine.

TABLE DES MATIÈRES

PREMIÈRE PARTIE

SOINS A DONNER AUX FEMMES EN TRAVAIL, AUX ACCOUCHÉES ET AUX NOUVEAU-NÉS.

DEUXIÈME PARTIE

DES SOINS A DONNER AUX ALIÉNÉS.

TROISIÈME PARTIE

ADMINISTRATION DES MÉDICAMENTS.

QUATRIÈME PARTIE

Imp. de la Soc. de Typ. Noizette, dir., 8, rue Campagne-Première.

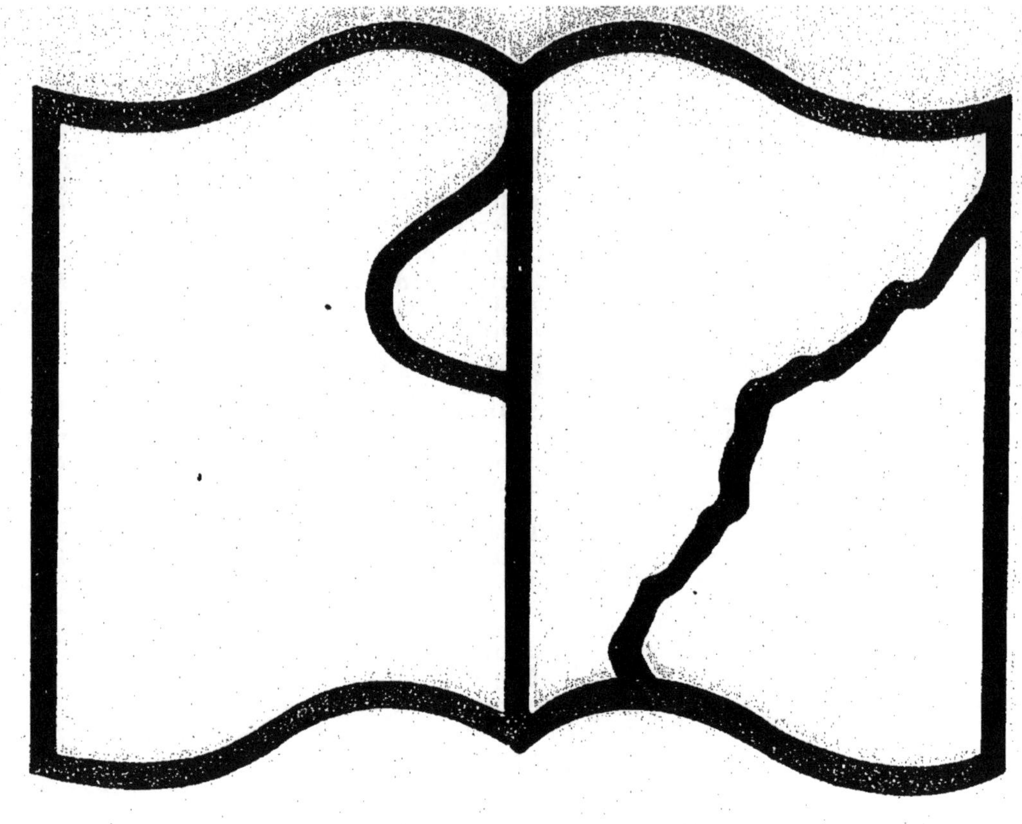

Texte détérioré — reliure défectueuse

NF Z 43-120-11

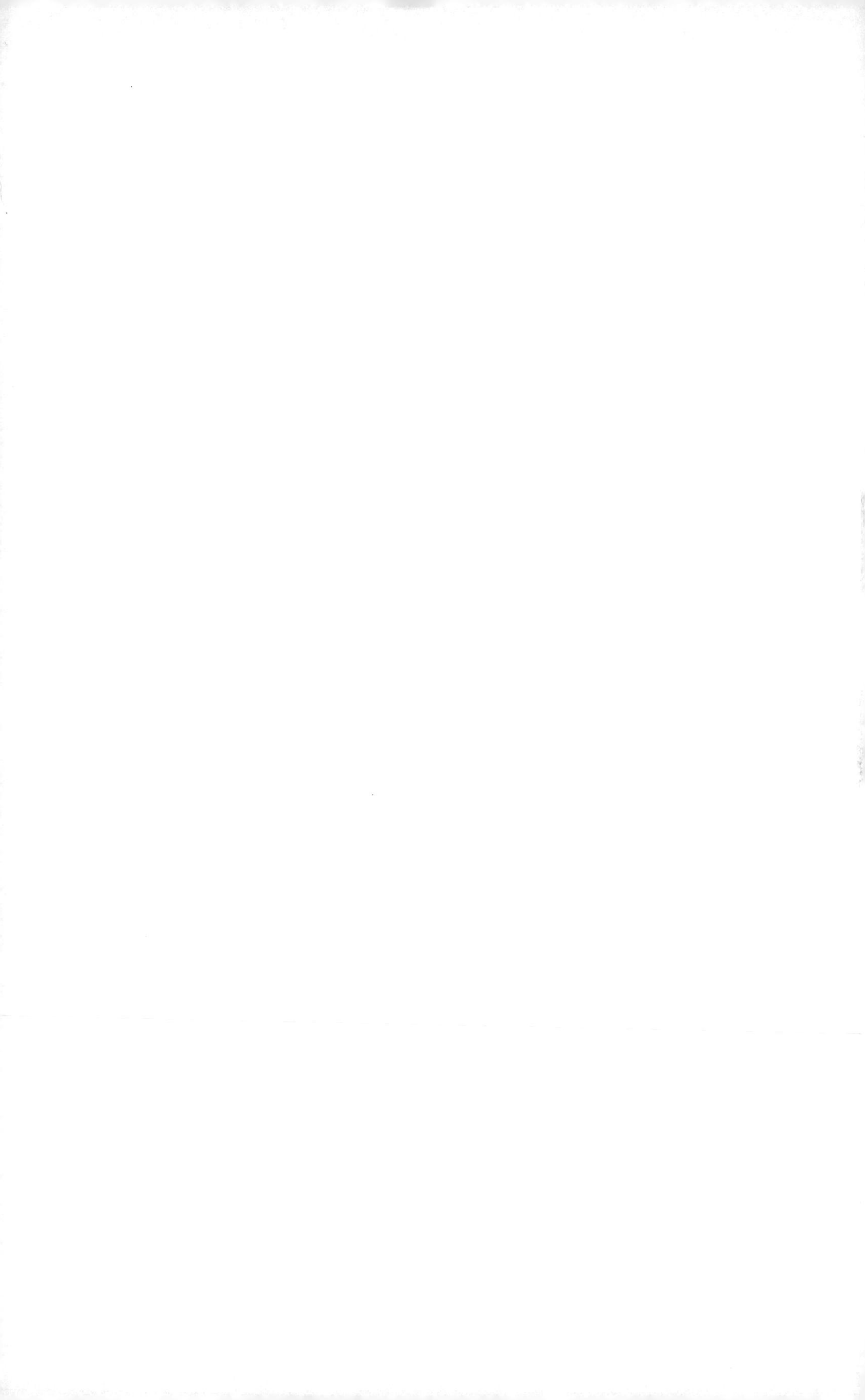

www.ingramcontent.com/pod-product-compliance
Ingram Content Group UK Ltd.
Pitfield, Milton Keynes, MK11 3LW, UK
UKHW021044200726
13857UKWH00003B/807